W0379454

Strahlende, glatte Haut, straff und jugendlich selbst im Alter, wer wünscht sich das nicht? Die Antiaging-Euphorie der vergangenen Jahre hat das Versprechen ewiger Jugend geweckt und viele enttäuscht. Volker Steinkraus stellt den zweifelhaften Verheißungen ein neues Konzept gegenüber, das endlich Klarheit darüber schafft, was Traum und was Wirklichkeit ist. Wie in einem persönlichen Gespräch mit dem Arzt erläutert er, was man seiner Haut Gutes tun kann. Er plädiert für eine hautgesunde Lebensweise, die die biologischen Bedürfnisse der Haut in der jeweiligen Altersphase in den Vordergrund stellt. Bewahren Sie sich ein jugendliches Aussehen und erfahren Sie, was medizinisch zu beachten ist und was kosmetisch wirklich hilft.

Prof. Dr. Volker Steinkraus, geb. 1954, ist Facharzt für Dermatologie. Er war kommissarischer Ärztlicher und Geschäftsführender Direktor der Universitäts-Hautklinik Hamburg und leitet jetzt zusammen mit vier Partnern das Dermatologikum Hamburg. Er gründete außerdem das Skin Biology Center, das Hautforschungsinstitut ›SIT‹ und die ›Stiftung Dermatologikum Hamburg‹, die Stipendien an junge Hautärzte aus medizinisch unterversorgten Ländern vergibt.
Wolfgang Wischmeyer, geb. 1954, war viele Jahre Redakteur und Politik-Korrespondent bei der ›Frankfurter Allgemeinen Zeitung‹. Er lebt jetzt als freier Autor in Bonn.

Unsere Adresse im Internet: www.fischerverlage.de

Prof. Dr. Volker Steinkraus
im Gespräch mit Wolfgang Wischmeyer

Geheimnisse schöner Haut

Was Antiaging und Kosmetik leisten

Fischer Taschenbuch Verlag

Veröffentlicht im Fischer Taschenbuch Verlag,
einem Unternehmen der S. Fischer Verlag GmbH,
Frankfurt am Main, Juni 2007

© S. Fischer Verlag GmbH, Frankfurt am Main 2005
Druck und Bindung: Clausen & Bosse, Leck
Printed in Germany
ISBN 978-3-596-16831-6

Inhalt

1.
Antiaging: das Steinkraus-Konzept

Professor Steinkraus, wenn Sie morgens in den Spiegel schauen, prüfen Sie dann, ob Ihre Haut so gut und gesund ausschaut, wie Sie sich das wünschen?

Kosmetische Kontrolle am frühen Morgen? Eher nicht. Wie die meisten von uns habe ich morgens keine Zeit, mir Gedanken über mein Aussehen zu machen.

Keine Sorge um die eine oder andere Falte mehr, keine Sorge, älter zu werden?

Warum? Ich mag ein Gesicht, das Falten zeigt. Was uns beschäftigt, ist doch etwas ganz anderes: Wir alle wollen Jugendlichkeit bewahren, möglichst lange – für ein vitales, glückliches Leben. Sichtbares Zeichen dieses Glücks kann sein, dass die Haut, das äußerste Organ des Menschen, Schritt für Schritt mit uns älter wird. Sie sollte uns nur nicht dabei vorauseilen.

Wenn man an die unüberschaubare Zahl der Kosmetika, an all die Lotionen und Cremes denkt, dann könnte man doch den Eindruck bekommen, der Mensch nehme seine Haut viel zu wichtig.

Nein, das denke ich nicht. Die eigene Haut sollte jedem wichtig sein. Die Frage ist nur, welche Schlüsse man daraus zieht. Viele von uns, insbesondere Frauen, die sehr auf ihr Äußeres bedacht sind, möchten nicht nur ihre Gesundheit, sondern auch ihre altersentsprechende Schönheit bewahren. Das ist ein ausgesprochen natürlicher Wunsch und in keiner Weise übertrieben. Wenn eine gesunde und schöne Haut neben einer guten genetischen Veranlagung auch und vor allem Folge einer hautgesunden Lebensweise ist, dann nehmen wir unsere Haut sehr ernst. Von einer solchen hautgesunden Lebensweise profitiert im Übrigen nicht nur die Haut, sondern der gesamte Organismus. Wir sind damit ganz sicher auf dem richtigen Weg, unser aller Ziel zu erreichen, nämlich uns selbst und unsere Haut möglichst lange jung zu erhalten.

Vitalität

Was verstehen Sie unter schöner Haut?

Das ist schwer zu definieren, da Schönheit individuell empfunden wird. Bekanntlich liegt Schönheit im Auge des Betrachters. In der Regel wird aber nur eine gesunde und »ungestresste« Haut, die Vitalität ausstrahlt, als schön empfunden. Wichtig ist in diesem Zusammenhang auch, dass schön und glatt beziehungsweise faltenfrei nicht zwangsläufig zusammengehören. Auch Falten können ungeheuer schön sein. Schönheit muss in jedem Jahrzehnt neu definiert werden. Insofern favorisiere ich den Begriff der altersentsprechenden Schönheit.

Nun hängt das ja sicher von der Veranlagung und der Lebensweise ab, wie deutlich die altersentsprechende Schönheit zum Tragen kommt. Aber welchen Anteil hat denn die Hautpflege wirklich daran?

Sicher einen großen. Die Haut braucht Pflege. Das ist eine Grundwahrheit. Gute, das heißt wirkungsvolle Kosmetika, die auch medizinischen Erkenntnissen und Ansprüchen genügen, also solche, die bei allem Luxusgefühl den Hautschutz und die biologischen Bedürfnisse der Haut in den Vordergrund stellen, können sehr hilfreich und gesundheitsfördernd sein und dienen dadurch letztlich auch der Schönheit.

Weil sie Haut und Seele gut tun?

Richtig. Den Menschen ist doch in erster Linie daran gelegen, gesund zu bleiben. Sie wollen sich in ihrer Haut buchstäblich wohl fühlen können. Und Hautprobleme, welcher Art auch immer, signalisieren häufig, dass etwas nicht in Balance ist. Auch deshalb nehmen wir unsere Haut so ernst. Hautkrankheiten gehören zu den Leiden, die den Menschen psychisch ungeheuer stark belasten können, manchmal ein Leben lang. Und selbst wenn es nur um ein vermeintliches Defizit geht, zum Beispiel an Hautreinheit, Straffheit oder jugendlicher Spannkraft – das seelische Gleichgewicht ist immer tangiert. Denken Sie nur an den kleinen, für andere kaum sichtbaren Pickel, der zum falschen Zeitpunkt auftaucht. Das wirft einige völlig aus der Bahn, obwohl man dies leicht behandeln oder auch kaschieren kann. Oft ist die generelle Unzufriedenheit mit dem Äußeren auch Ausdruck einer mehr oder weniger intensiv erlebten Lebenskrise. Auf der anderen Seite kann man sagen, dass Menschen, die sich pflegen und auf ihr Äußeres achten, auch ein allgemein höheres Selbstwertgefühl haben und dem Leben aufgeschlossener und positiver gegenüberstehen.

Der Hautarzt als Psychotherapeut?

Jeder Arzt sollte immer den Menschen als Ganzes sehen, also auch das psychische Empfinden seiner Patienten. Und für den Hautarzt gilt das in besonderer Weise. Uns ist nicht immer bewusst, dass die Haut nicht nur das größte Organ, sondern Ausdruck der individuellen Persönlichkeit ist. Die Haut macht uns einzigartig und zeichnet die Konturen des individuellen Menschen. Sie gibt uns Form und Schutz. Wenn wir gesund sind, ist sie es auch, wenn wir krank sind, leidet sie ebenfalls. Die Haut kann selbst erkranken, oder die Erkrankung eines anderen Organs anzeigen. In diesem Fall bringt sie den kranken Kern zum Vorschein.

Zum Beispiel ...

... eine Schuppenflechte ist zunächst eine Erkrankung der Haut, die aber auch zu seelischen Störungen führen kann. Ein Nesselfieber mit Quaddeln dagegen kann zum Beispiel Ausdruck einer Mageninfektion sein. In diesem Fall nützt es nichts, nur die Symptome des Nesselfiebers zu behandeln und die Magenerkrankung außer Acht zu lassen. Wichtig ist es, die Gründe für die Symptome auf der Haut aufzuspüren, wo immer es geht. Für den Hautarzt ist es von großer Bedeutung, richtig hinzuschauen und zu erkennen, welche Geschichten die Haut erzählt.

Und mitunter erzählt die Haut eben auch eine Geschichte über die Seelenlage der Patienten?

Ja. Die Haut erzählt uns viel über die Seelenlage. Dies gilt sowohl für die kranke Haut als auch für Aspekte der ästhetischen Dermatologie beziehungsweise dafür, was Menschen von dieser erwarten. So gibt es zum Beispiel Patientinnen, die wirklich sehr darunter leiden, dass die Haut etwa mit Mitte 40 mehr Falten zeigt als mit 30. Oder die ihre Hände nicht mehr anschauen mögen, weil plötzlich auf den Handrücken so genannte Altersflecken sichtbar werden. Wenn wirklich ein Leidensdruck besteht, dann sollte der Arzt das ernst nehmen und der Patientin helfen – auf welchem Weg auch immer –, die innere Balance wiederzufinden. Umgekehrt gilt: Manche Patientinnen sind eigentlich im Reinen mit sich und fühlen sich nur von außen – berufliche Stellung, Freund, Ehemann und so weiter – unter Druck gesetzt, unbedingt superjugendlich erscheinen zu müssen. In diesem Fall halte ich es für die Pflicht des Arztes, die Patientin darin zu unterstützen, sich selbst treu zu bleiben und sich nicht unter Druck setzen zu lassen. Dies gilt natürlich auch für diverse Publikationen inklusive der digital überarbeiteten »perfekten« Gesichter in unseren Medien, von dem sich viele Frauen und Männer sehr beeindrucken lassen.

Und wie findet man heraus, was richtig ist?

Das ist wie so oft eine Sache der Erfahrung. Ich führe mit den Patienten immer zuerst ein ausführliches Gespräch. Richtig zuhören und genau hinschauen – darauf kommt es an.

Das Auge des Arztes …

… ist das erste und wichtigste diagnostische Instrument. In keiner anderen Disziplin der Medizin gilt dies so umfassend wie in der Dermatologie. Die Haut verrät nun einmal viel über unser Inneres und darüber, wie es uns geht. In meiner Vorsorgesprechstunde stehen deshalb eine ausführliche Besprechung der persönlichen Vorgeschichte sowie eine komplette Untersuchung des ganzen Körpers im Mittelpunkt. Und das bedeutet wirklich von Kopf bis Fuß. Erst nach einer solchen Untersuchung kann man das persönliche Risikoprofil richtig einschätzen. Manches, was wie eine Erkrankung aussieht, ist lediglich eine Abweichung von der Norm und kein Grund zur Besorgnis.

Erst nach einer solchen medizinischen Vorsorgeuntersuchung können, wenn nötig, Aspekte der ästhetischen Dermatologie erörtert werden.

Selbst leichtere Hauterkrankungen werden immer als besonders belastend empfunden. Warum?

Ganz einfach, weil sie für jedermann sichtbar sind, nicht nur für den Arzt. Schädigungen und Verletzungen der Haut lassen sich nur schwer verbergen. Zumal, wenn diese etwa im Gesicht oder an den Händen zu sehen sind. Denken Sie zum Beispiel an ein großes Feuermal im Gesicht. Patienten empfinden ihr Leiden deshalb häufig als Stigma.

Für immer jung?

Mal in die Zukunft geblickt: Gibt es aus Sicht des Dermatologen die Möglichkeit, für immer eine schöne, junge Haut zu haben?

Eine schöne Haut ja, eine junge Haut nein.

In der Werbung für zahlreiche Gesundheitsprodukte wird ja schon die ewige Jugend versprochen. Ist das Unsinn?

Jugendlichkeit

Von ewiger Jugend würde ich sicher nicht sprechen. Aber die Menschen fragen sich natürlich, ob die Haut wirklich altern muss. Sie fragen, was man dagegen tun kann. Welche Rolle die genetische Veranlagung spielt. Warum es die Medizin nicht schafft, den Menschen 100, 120 oder gar 150 Jahre leben zu lassen.

Man könnte doch auch etwas bescheidener fragen, warum wir nicht wenigstens bis zu unserem letzten Lebenstag jung und schön aussehen können?

Eine Antwort darauf ist schwierig und einfach zugleich. Schwierig, weil sie kompliziert ist, wenn sie fundiert und seriös sein soll. Einfach, weil einiges von dem, was da in diesen Fragen herbeigewünscht und geträumt wird, zumindest theoretisch denkbar wäre ...

... zum Beispiel?

Etwas von jugendlicher Spannkraft innerlich (Körper, Geist, Seele) wie äußerlich (Haut) bewahren zu wollen, ist mehr als natürlich und keine Phantasterei. Allerdings sollte der Mensch sich selbst mit diesem Wunsch nicht überfordern.
Man muss nur eines berücksichtigen: Schönheit und Vitalität wollen in jeder Altersphase neu definiert sein, und sie haben mit jedem Lebensjahr des Reifens ein anderes Gesicht. Hinzu kommt: Wer nur die Zahl der Jahre im Blick hat, übersieht schnell, dass Leben auch Lebensfreude und Lebensqualität braucht. Viele Menschen wollen leben, ohne zu altern, und in Wirklichkeit altern sie, ohne zu leben. Es ist gut möglich, dass die Lebenszeit des Menschen schon in wenigen Jahrzehnten drastisch verlängert werden kann. Nur: Ob der Mensch wirklich 120 Jahre alt werden möchte, wenn er biologisch 120 Jahre alt werden könnte, das darf man bezweifeln.

Das alles wird meist mit dem Begriff Antiaging bezeichnet ...

... genau, und bereits daran sieht man, wie unscharf dieser Begriff ist. Viele reden von Antiaging, aber kaum ein medizinischer Modebegriff der vergangenen Jahre ist derart nebulös, vieldeutig und missverständlich verwendet worden wie dieser. Bis heute kennen wir keine einzige wirklich wirksame Methode, den Alterungsprozess aufzuhalten. Das Wort »Antiaging« ist so sinnvoll wie etwa der Begriff »Antisonnenuntergang«. Ernst zu nehmende Wissenschaftler haben die vielen »Antiaging-Slogans« längst entzaubert. Es gibt derzeit keine Art der Lebensführung, keine Operationsmethode, keine Vitamine, Antioxidantien, Hormone und keine gentechnische Methode, die nachweislich den Prozess des Alterns beeinflusst. Dies gilt für alle Organe und selbstverständlich auch für die Haut.

Für immer schön?

Dennoch kann man viel für eine jugendliche Haut tun …

… aber sicher. Deshalb wäre es vielleicht weit besser, von »Pro-Youthing« zu sprechen – für die Erhaltung der Jugendlichkeit. Ziel muss es sein, möglichst lange fit und gesund zu bleiben. Darum geht es. Mein Antiaging-Konzept besteht aus drei gleichwertigen Komponenten: Vorsorge, Strukturverbesserung und Lebensweise.

Was gehört zur Vorsorge?

Zum Beispiel die genetische Disposition zu berücksichtigen, da sich hieraus ein für jeden Menschen individuelles Risikoprofil ergibt. Wer seine Schwachstellen kennt, ist besser gewappnet. Was die Natürlichkeit, Vitalität und Schönheit der Haut betrifft, verlangt die individuelle Veranlagung natürlich auch ein möglichst individuelles Pflegekonzept. Dazu gehört aber auch, gesicherte Stressfaktoren wie Nikotin, zu viel Sonne, Schlafdefizite, falsche Ernährung etc. zu meiden.

Und zur Strukturverbesserung gehören auch ...

... medizinisch-kosmetische Korrekturen, wenn sie zwingend erwünscht sind und bei vertretbarem Risiko auch exzellente Ergebnisse erzielen.

Und eine hautgesunde Lebensweise bedeutet ...

... ein medizinisch vertretbares Gewicht zu halten, emotional ausgeglichen und körperlich aktiv – also bewegt und beweglich – zu bleiben. Das gilt im Übrigen nicht nur für den Körper, sondern auch für den Kopf. Kurz: die Lebensfreude darf nicht zu kurz kommen. Im Gegenteil, Lachen ist völlig risikofrei und bekommt auch der Haut außerordentlich gut.

Harmonie

Das alles heißt, der Wunsch nach ewiger Jugend bleibt vorerst ein Traum, der Wunsch, möglichst lange schön und attraktiv auszusehen, ist dagegen realistisch?

Der ist höchst realistisch. Für immer schön? Das ist für mich keine Frage mehr. Darauf antworte ich mit ja. Wenn ich aber gefragt werde, ob Falten und Schönheit sich ausschließen, antworte ich ebenso rundheraus mit nein. Zunächst müssen wir uns darüber unterhalten, was eine schöne Haut eigentlich ist. Wir empfinden die Haut als schön, die ungestresst ist und strahlt. Stressfaktoren können körperlicher oder auch psychischer Art sein: Krankheiten, hormonelle Störungen, zu wenig Flüssigkeit oder Überarbeitung, zu wenig Schlaf und seelische Belastungen. Eine schöne Haut ist immer auch Ausdruck einer inneren Balance, Ausdruck des Ausgeglichenseins und einer seelischen Harmonie.

Schöne Haut zu bekommen und zu bewahren ist also eher eine Art Lebensprogramm?

Genau das. Und zwar eines, das immer noch äußerst lohnend ist, wenn man es sich erst mit 40 oder 50 zu Eigen macht. Im Grunde kann man damit natürlich nicht früh genug anfangen. Man kann zwar viel dafür tun, dass auch gestresste Haut oberflächlich gesund erscheint. Diese Manipulationen können dann kurzfristig attraktiver machen, sie sind aber immer künstlich und meist auch vorübergehender Art. Schöne Haut zu bekommen und zu bewahren, ist dagegen wirklich ein Lebensprogramm im wahrsten Sinne des Wortes …

… zu dem vor allem gehört?

Neben der genetischen Veranlagung, die wir nicht beeinflussen können, spielen die hautgesunde Lebensweise sowie die richtige Hautpflege eine herausragende Rolle. Ich bezeichne dies als Intelligenz des Lebensstils. Es kann gelingen, der Haut in allen Abschnitten des Lebens Vitalität und Strahlkraft zu verleihen und damit stets eine altersentsprechende Schönheit zu bewahren. Dazu müssen wir wissen, was wir für die Haut tun können, was medizinisch zu beachten ist, was kosmetisch sinnvoll ist und wirklich hilft. Das heißt, der Traum von bleibender Schönheit ist kein Traum. Außerdem haben die Menschen Schönheit im Laufe der Geschichte immer wieder neu definiert. Mit der steigenden Lebenserwartung wird sich die Bedeutung dieses Begriffs wieder ändern. Schönheit lässt sich nicht auf das faltenfreie Gesicht professionell geschminkter, 20-jähriger Models reduzieren.

Braucht der Mensch Kosmetik, damit die Haut schön aussieht und sich gesund anfühlt?

Eines ist wohl unstrittig: Das Organ Haut, das so Vielfältiges leistet und auf so vielfältige Weise geschädigt und beeinträchtigt werden kann, braucht Pflege. Das ist keine Erfindung von Marketingstrategen, das ist eine medizinische Notwendigkeit, die der Gesunderhaltung des gesamten Körpers dient. Abhängig vom Hauttyp, Lebensalter und von Umweltbelastungen brauchen die einen mehr, die anderen weniger Pflege. Einige wenige Menschen kommen sogar völlig ohne Hautpflege aus. Dies sind Ausnahmen, aber auch das kann es geben. Wenn wir über pflegende Kosmetik sprechen, geht es also auf der einen Seite um die Frage: »Wie bleibe ich besonders schön und attraktiv anzusehen?« Denn hier kann effektive Hautpflege Beachtliches leisten. Auf der anderen Seite geht es aber auch darum: »Wie bleibe ich gesund? Was tut mir gut, was schützt mich?« Pflegende Kosmetik darf nie nur der Schönheit gelten, der Hautschutz muss immer im Vordergrund stehen. Je effektiver der Schutz, desto größer die Wirkung für die Schönheit.

Schutz wovor? Vor der Sonne?

Sonne

Vor Stressfaktoren unterschiedlichster Art, zum Beispiel vor zu viel Sonne, auch wenn ich das Sonnenbaden keineswegs verteufeln möchte. Es ist doch kein Wunder, dass wir in unseren Breiten mit der Sonne so viel Positives verbinden und die Risiken gerne übersehen. Sie ermöglicht das Leben auf diesem Globus, sie ist Energiespender und für unsere Lebensfreude unverzichtbar. Auf die Stimmung einiger Menschen wirkt die Sonne sogar euphorisierend. Es gibt natürlich auch die Schattenseiten. Und die dürfen nicht vernachlässigt werden. Die Sonne ist nur dann segensreich, wenn wir sie so nutzen, wie die Natur sich das gedacht hat. Auch hier gilt: Die Dosis macht das Gift. Wichtig ist, gut informiert zu sein. Neue Erkenntnisse besagen zum Beispiel, dass nicht nur die von allen gängigen Sonnenschutzmitteln gefilterten Sonnenbrand auslösenden UVB-Strahlen schädigend und krebsfördernd sind, sondern dass auch die von den meisten gängigen Sonnenschutzmitteln unzureichend gefilterten UVA-Strahlen schädlich sein können.

UVA-Strahlen finden sich nicht nur im natürlichen Sonnenlicht ...

... nein, sondern auch und besonders in den Strahlungsquellen der kommerziellen Sonnenbänke. Insofern ist es natürlich wichtig, auch über UVA-Filtersysteme gut Bescheid zu wissen. Auch die so genannte Sonnenallergie, eine meist bei den ersten Sonnentagen im Frühjahr oder zu Beginn des Urlaubs auftretende Hautveränderung mit Rötungen oder Quaddeln im Dekolleté, auf Handrücken und Armen, ist in der Regel durch UVA-Strahlen bedingt. Außerdem sind es überwiegend UVA-Strahlen, die Falten machen und damit für die Lichtalterung der Haut verantwortlich sind. Neben dem Schutz vor UVB-Strahlen fördert also auch ein guter Schutz vor UVA-Strahlen die Gesundheit und Jugendlichkeit der Haut.

Vor Hautkrebs zu warnen, wenn sich jemand zu lange und zu häufig der Sonne aussetzt, ist nicht übertrieben?

Nein, das ist nicht übertrieben. Auf der anderen Seite ist Sonne in richtiger Art und Weise sowie Dosis genossen sicher auch gesundheitsfördernd. Wir werden noch genauer darauf eingehen, wie Hautgesundheit und Sonne sich vertragen können. So viel sei hier schon gesagt: Sich übermäßig und völlig unvorbereitet der Sonne auszusetzen, überfordert die Schutzmechanismen der Haut. Das heißt aber nicht, dass die Haut nicht in der Lage wäre, sich dem Hautstress einer längeren Sonneneinwirkung auch anzupassen. Deshalb: Wenn schon Sonne tanken, dann nur nach geduldiger Gewöhnung und nie ohne Sonnenschutz.

2.
Die flexible Hülle

Kann man sich ein Leben ohne Haut vorstellen?

Nein, ein Leben ohne Haut ist genauso wenig vorstellbar wie ein Leben ohne Herz. Die Haut ist nicht nur ein Organ, sie ist gleichsam ein Kosmos für sich. Alle lebenden Organismen haben eine Haut. Die Haut grenzt uns von der Außenwelt ab und schützt eine hoch komplexe Innenwelt.

Also doch nur eine Hülle. Mehr nicht.

Sie ist eine flexible Hülle, elastisch und dehnbar. Das ist aber nicht alles. Was die Haut leistet, dient dem ganzen Organismus. Sie »atmet«, sie empfängt und transportiert Sinnesreize. Sie reguliert die Körpertemperatur und schützt vor schädlichen Umwelteinflüssen, vor Kälte, Hitze, auch vor Strahlung. Außerdem bewahrt sie uns davor, Wasser und Wärme zu verlieren. Daneben kann sie Hormone produzieren und Vitamine aktivieren. Sie schützt vor chemischen, aber auch mechanischen Schädigungen durch Stöße oder durch Druck. Sie verfügt über einen Säureschutzmantel und ein ausgefeiltes Immunsystem, das fremde Mikroorganismen davon abhält, in den Körper einzudringen. Das heißt, die Haut ist ein echter Alleskönner.

Und ab und an schwitzt sie.

Gott sei Dank. Der Kreislauf reguliert die Durchblutung aller Organe, so auch der Haut. Halten wir uns in einer sehr warmen Umgebung auf, wird es für den Körper schwierig, unsere Kerntemperatur auf Normalmaß zu halten. Ein ähnliches Phänomen entsteht bei körperlicher Belastung, zum Beispiel beim Sport. Dann kommt es zur Aktivierung der Schweißdrüsen, die die Körperoberfläche befeuchten. Beim Verdunsten des Schweißes entsteht eine Verdunstungskälte auf der Haut, die es unserem Organismus erleichtert, sich durch Wärmeabgabe zu kühlen. Ein Mensch kann viele Liter Schweiß am Tag abgeben. Durch die im Schweiß enthaltenen Natrium- und Chloridionen schmeckt dieser salzig. Bei sportlichen Höchstleistungen kann der Salzverlust manchmal so groß sein, dass auch er, wie der Flüssigkeitsverlust, durch Zufuhr von so genannten Elektrolyten – Natrium-, Chlorid-, Magnesiumionen und anderen – ausgeglichen werden muss.

Wenn es dagegen kalt wird …

… muss unser Körper ebenfalls seine Kerntemperatur aufrechterhalten.

Was bewirkt das?

Die Durchblutung der Peripherie wird auf ein Mindestmaß reduziert, um unnötige Wärmeverluste zu vermeiden. Eine ähnliche, jedoch lebensbedrohliche Umverteilung kann es bei Unfällen und Schocksymptomen geben. Auch hier wird die Haut vom Zentralkreislauf abgekoppelt, sie wird blass und kalt. In diesen Fällen ist die mangelhafte Durchblutung der Haut mit kaltem Schweiß und Blässe neben den schlechten Kreislaufwerten ein wichtiges Indiz für den Notarzt, dass das Herz-Kreislauf-System dringend stabilisiert werden muss.

Wie große ist die Fläche der Haut?

Die Haut ist je nach Körpergröße bis zu zwei Quadratmeter groß. Damit ist sie das größte Organ des Menschen. Würde man sie auf eine Waage legen, dann betrüge das Gewicht etwa zwischen vier und zehn Kilogramm. Außerdem ist die Haut eben auch das größte Sinnesorgan.

Weil sie auf Berührung reagiert?

Weil sie Sinnesreize aller Art empfängt und damit für den ganzen Organismus eine Art vorgeschaltete Informations- und Alarmanlage ist. Über die Haut nimmt der Mensch Schmerz, Druck, Berührung und Temperatur wahr. Der Mensch kann seine Umwelt ertasten, Nähe, Zuwendung und Lust empfinden. In der Haut sind Rezeptoren als Empfangsstationen für Sinnesreize eingerichtet, die unterschiedliche Empfindungen aufnehmen, verarbeiten und an Nerven, Gehirn oder vegetatives Nervensystem weiterleiten. Man denke zum Beispiel an die Blindenschrift

Sinnesreize

An Wärme kann man sich gewöhnen …

… an Schmerz nicht. Und das muss auch so sein, weil die Haut dadurch ihre Wächterfunktion aufrechterhält. Eine intakte Haut ist für den Gesamtorganismus unerlässlich. Wir können auf unsere Milz und unsere Mandeln oder auf die Hälfte unserer Lunge verzichten, nicht aber auf die Haut. Schon der Verlust von etwa 20 Prozent unserer Körperoberfläche, wie es zum Beispiel bei Verbrennungen vorkommt, kann einen Menschen das Leben kosten.

Trotz aller Schutzfunktionen: Die Haut kann auch Stoffe in den Körper leiten.

Aber sicher. Es gibt eine ganze Reihe von Medikamenten oder Fremdstoffen, die über die Haut aufgenommen werden. Denken Sie an Stoffe wie Östrogene oder Nikotin, die durch Pflaster auf der Haut in den Organismus gelangen. Außerdem ist die Fähigkeit, Stoffe aufzunehmen, natürlich besonders wichtig, wenn man Hautkrankheiten behandelt oder den Regenerationsprozess der Haut unterstützt. So können Kortisonsalben der Haut helfen – und bei falschem Gebrauch schaden. Auch Umweltgifte und zahlreiche Schadstoffe, mit denen der Mensch heute konfrontiert wird, können über die Haut in den Körper gelangen. So kann zum Beispiel eine Dioxinvergiftung mit Talgdrüsenvergrößerungen und der typischen Chlorakne Folge einer Aufnahme des Giftes über die Haut sein.

Hierfür wäre als jüngstes Beispiel Viktor Juschtschenko zu nennen.

Genau, der ukrainische Staatspräsident Juschtschenko leidet an einer Dioxinvergiftung mit den eben beschriebenen Folgen, die nicht vollständig reparabel sind. In diesem Fall ist freilich unklar, wie das Gift tatsächlich in seinen Körper gelangte. Man kann davon ausgehen, dass alle Stoffe, die auf die Haut aufgetragen werden, letztlich auch von den Zellen unserer inneren Organe »gesehen« werden. Wie gut Stoffe von außen durch die Haut nach innen dringen, hängt von der Molekülgröße sowie von den physikalischen und chemischen Stoffeigenschaften ab. Kleinere Moleküle mit hoher Fettlöslichkeit können die Haut besonders gut durchdringen, wohingegen es für größere wasserlösliche Moleküle deutlich schwieriger ist.

Wie ist die Haut aufgebaut oder was sollte man darüber wissen?

Die Haut besteht aus zwei Hauptschichten: der Oberhaut – Epidermis – und der Lederhaut – Dermis. Darunter liegt die Unterhaut – Subkutis – mit besonders viel Fett. Deshalb spricht man auch von Unterhautfettgewebe.

Wie dick ist die Oberhaut?

Es sind zwar fünf Schichten, dennoch ist die Oberhaut nur etwa 0,1 Millimeter dick. Bei Schwielen oder den Fußsohlen ist sie natürlich dicker – bis zu fünf Millimeter sogar, wobei hier insbesondere die oberste Schicht der Oberhaut, die Hornschicht, verdickt ist. Die Oberhaut ist frei von Blutgefäßen. Die unteren Schichten enthalten lebende Zellen, die oberen bestehen dagegen aus verhornten, abgestorbenen Zellen, die sozusagen nach außen durchgereicht werden und unsere Hornhaut bilden, deren Unversehrtheit übrigens von enormer Wichtigkeit für ihre Funktion als Barriere ist.

Das heißt, der Mensch häutet sich ständig?

So kann man sagen. Etwa alle 20 bis 30 Tage findet ein kompletter Austausch der Oberhaut statt, wobei man die Häutung beim Menschen im Gegensatz zur Reptilien nicht sieht. Das liegt daran, dass sich die abgestorbenen Zellen unserer Oberhaut nicht alle gleichzeitig, sondern kontinuierlich Zelle für Zelle und daher unsichtbar abstoßen.

Verliert man deshalb seine Bräune?

Das hat damit zu tun, dass in der untersten Schicht der Oberhaut die so genannten Melanozyten sitzen. Das sind Zellen, die das dunkelbraune Pigment Melanin produzieren. Mit dem normalen Verlust oberflächlicher Zellen geht natürlich auch das in ihnen gespeicherte Melanin verloren. Melanin gibt der Haut die dunkle Farbe und sorgt für die Bräunung ...

... aber nicht, weil es so gut aussieht ...

... gewiss nicht. Die Oberhautzellen schützen mit diesem Pigment ihr empfindliches genetisches Material im Zellkern vor den Krebs auslösenden Wirkungen der Sonne. Das Pigment schützt vor den gefährlichen UV-Strahlen und hindert diese daran, Veränderungen an der Erbsubstanz, der DNS, und anderen empfindlichen Strukturen der Zelle auszulösen. Funktioniert dieses Schutzsystem nicht, können die Hautzellen durch UV-Strahlen geschädigt werden, entarten und ihre Funktion nicht mehr wahrnehmen.

Abwehrzellen

Darüber werden wir noch ausführlicher sprechen müssen. Was ist mit den untersten Schichten der Oberhaut?

Man spricht von einer Basalzell- und einer Stachelzellschicht mit lebenden Zellen. Die Basalzellen teilen sich ständig und sorgen gleichsam für Hautnachschub, um den Schutzschild zu erhalten oder wenn Wunden geschlossen werden müssen. Übrigens, bei Menschen, die unter einer Schuppenflechte leiden, ist der Prozess der Zellteilung derart beschleunigt, dass die Oberhautzellen sich in einer Woche und nicht wie gewöhnlich in drei bis vier Wochen neu bilden. Warum das so ist, wissen wir bisher erst ansatzweise.

Gibt es spezielle Abwehrzellen in der Oberhaut?

Ja, die gibt es. Hierbei handelt es sich um die so genannten Langerhanszellen, die zwei bis fünf Prozent der Zellen in der Epidermis ausmachen. Sie bilden ein regelrechtes Netzwerk in der Oberhaut und sind sozusagen die Polizisten an vorderster Front. Wenn Eindringlinge es schaffen, die Hornhautbarriere zu durchdringen, können sie von Langerhanszellen dingfest gemacht werden. Diese »verhaften« den Fremdstoff, wandern mit dem Gefangenen zu den Lymphdrüsen und stellen den Eindringling dort bestimmten Abwehrzellen, den Lymphozyten, vor. Diese haben ein Gedächtnis und können sich das Bild des Eindringlings zeitlebens merken. Sie zirkulieren dann im Körper und sind beim erneuten Auftauchen des Fremdlings sofort in der Lage, diesen vor Ort zu bekämpfen.

Nach der Oberhaut kommt die Lederhaut, was doch ziemlich weich und fest zugleich klingt.

Das ist sie auch. Die Lederhaut ist eine Hautschicht, die überwiegend aus elastischen und kollagenen Bindegewebsfasern aufgebaut ist. Diese sind in eine gallertartige Grundsubstanz eingebettet, die aus zahlreichen unterschiedlichen Molekülen besteht. Ein wichtiger Bestandteil dieser Grundsubstanz ist zum Beispiel die Hyaluronsäure. Je nach Körperregion ist sie unterschiedlich dick. An den Augenlidern etwa ist sie extrem dünn, am Rücken mit gelegentlich mehr als vier Millimetern extrem dick. Mit der Oberhaut ist die Lederhaut fest durch ineinander greifende Zapfen verbunden. Die Festigkeit der Haut beruht neben der zapfenartigen Verzahnung zwischen Ober- und Lederhaut auch auf dem Geflecht des Bindegewebes, besonders der Kollagenfasern. Eingebettet in die Lederhaut liegen Talgdrüsen, Schweißdrüsen, Duftdrüsen, Haarfollikel, Hautmuskeln, Nerven und Gefäße. Zusätzlich verfügt die Lederhaut über ein oberflächliches und ein tiefes Geflecht an Blutgefäßen. Das oberflächliche Geflecht dieser Blutgefäße liegt dicht unter der Oberhaut und ernährt diese mit einem feinen Netz aus dünnen Äderchen, die mit kleinsten Verästelungen flächendeckend bis ganz dicht an die untersten Zellen der Oberhaut heranragen.

Sagten Sie Hautmuskeln?

Allerdings. Es gibt in der Haut tatsächlich Muskeln. Diese Muskelfasern sind jedoch nicht mit der Skelettmuskulatur zu vergleichen, die wir kontrollieren können. Bei den Muskeln in der Haut handelt es sich um so genannte glatte Muskelfasern, die in der mittleren Region eines Haarfollikels entspringen und schräg durch die Lederhaut bis an das untere Ende der Oberhaut reichen. Die Aktivierung dieser Muskelfasern wird durch das vegetative Nervensystem kontrolliert und erfolgt meist bei Kälte oder emotionaler Erregung. Das Letztere kann man gut bei einigen Tieren beobachten, wenn sich die Nackenhaare sträuben. Wir kennen die Redewendung, dass einem »die Haare zu Berge stehen«. Oder die berühmte »Gänsehaut«. Auch sie ist Folge einer Aktivierung der glatten Hautmuskelzellen und hatte ursprünglich die Bedeutung, den Menschen, der ja in prähistorischen Zeiten deutlich behaarter war, durch das Aufrechtstellen der Haare besser vor Kälte zu schützen.

Und das Unterhautfettgewebe macht uns dick?

Kalorienspeicher

Das Unterhautfettgewebe macht uns dick, wenn wir uns dick essen. Es dient als Polster, das heißt, es ist Energie- und Wärmespeicher zugleich. Zudem puffert es die von außen einwirkenden Stöße ab. Das Unterhautfettgewebe ist eine gut durchblutete Schicht aus unzähligen, relativ gleich großen Fettzellen. Für den Menschen ist es biologisch ausgesprochen sinnvoll, für schlechte Zeiten einen solchen Kalorienspeicher zu haben. Gleichzeitig bereitet er dem meist überernährten, hoch zivilisierten Menschen natürlich auch die nur zu gut bekannten Probleme überflüssiger Pfunde.

Schon mal vorweg gefragt: Sollte sich nicht jemand, der darauf hofft, dass Fettpolster problemlos chirurgisch entfernt werden können, darüber klar sein, dass wie bei jedem Eingriff ein ziemlich komplexes Gebilde verletzt wird?

Absolut. Das Fettgewebe selbst kann chirurgisch zwar problemlos herausgetrennt werden, aber in der Haut darüber hinterlässt dieser Eingriff natürlich eine Narbe. Eine solche Narbe schließt zwar die Verletzung, ist letztlich jedoch nichts anderes als ein minderwertiger Ersatz für das, was einmal war.

Statt Gewebe operativ zu entfernen, wird Fett auch einfach abgesaugt.

Das hat den Vorteil, dass man unter Umständen mit einem oder wenigen winzigen Einschnitten auskommt. Die Haut stößt dabei natürlich an Grenzen – was ihre Rückbildungsfähigkeit angeht.

Das Fett ist weg, aber die Haut findet nicht mehr in die alte Form zurück?

Es kommt darauf an, wie lange sie überdehnt war. Wenn es viele Jahre waren, kann sie irgendwann durch den Verlust ihrer Elastizität nicht mehr ihre ursprüngliche Form annehmen. Deshalb leiden viele Menschen unter einer gewissen Diskrepanz ihrer äußeren Erscheinung. Sie haben ihr Gewicht erheblich reduziert, die Gesichtsmuskulatur wirkt durchtrainiert, manchmal sogar asketisch, nur am Körper, am Bauch oder Po, bleibt die Haut schlaff. Weil es dann einfach zu viel überschüssige Haut gibt. Und die kann man nur operativ entfernen. Ich wiederhole: nur operativ. Da hilft nichts anderes.

Die Haut ist offenbar nachtragend, oder sie hat zumindest ein gutes Gedächtnis.

Ich würde das etwas nüchterner formulieren: Die Haut kann ein Stressereignis wie eine Überdehnung wieder gutmachen, wenn diese Überdehnung nicht zu lange auf die Haut eingewirkt hat. Wenn aber irreparable Schäden an den elastischen Fasern durch eine dauerhafte Überdehnung eingetreten sind, dann gibt es auf natürliche Weise keinen Weg mehr zurück zur alten Form und Elastizität.

Kann man solche Belastungen mit dem Stress vergleichen, der durch Sonne ausgelöst wird?

Nein. Was den Stress durch das Sonnenlicht angeht, verfügt die Haut über ausgeklügelte Schutz- und Reparaturmechanismen. So können Schäden an den Zellen unserer Haut durch Sonneneinwirkung bis zu einem gewissen Grad von der Haut selbst wieder mühelos ausgeglichen werden. Hierbei greifen viele unterschiedliche Reaktionen ineinander, die zum Teil sehr effektiv sind. Besonders gut gelingt dies, wenn die Haut genügend Zeit hat, sich anzupassen. Sollte eine von UV-Strahlen geschädigte Zelle der Kontrolle dennoch entschlüpft sein und es tatsächlich bis zur Entartung gebracht haben, so kann auch zu diesem Zeitpunkt noch eine Reparatur erfolgen. Zum einen kann die entartete Zelle durch unser Immunsystem ausgemustert werden, wodurch sie nicht mehr an einer für den Organismus gefährlich werdenden Zellteilung teilnehmen kann. Zum anderen können entartete Zellen über einen gewissen Zeitraum auch durch gesunde Nachbarzellen in Schach gehalten werden. In diesem Falle schütten die gesunden Nachbarzellen wachstumshemmende Substanzen aus, die die entartete Zelle daran hindern, sich zu teilen und fortzupflanzen. Dies alles funktioniert natürlich nur, weil die einzelnen Zellen unseres Körpers über Botenstoffe und verbindende Informationskanäle intensiv miteinander kommunizieren.

Zarte Haut: Babyjahre

Was kennzeichnet die Haut des Säuglings?

Zunächst einmal vor allem eines: Die Haut des Neugeborenen kommt vom feuchten Milieu – Fruchtwasser – ins trockene – Luft. Das Fruchtwasser in der Gebärmutter schützt und ist steril, das heißt keimfrei. Das Neugeborene verlässt diese beschützende Umgebung und begibt sich in Gefahr. Plötzlich wirken Temperaturunterschiede, Reibung, Druck und viel Keime von außen ein. Das ist ein enormer Umstellungsprozess. Das ist maximaler Stress. Aber die Haut ist robust und darauf eingestellt, insbesondere wenn das Baby nicht zu früh zur Welt kommt. Das voll entwickelte Neugeborene hat bereits eine relativ gut funktionierende Ober- und Lederhaut mit all den Drüsen, Haarfollikelstrukturen, Nerven und Gefäßen, über die auch der Erwachsene verfügt. Auch die Barrierefunktion der Haut ist schon nahezu ausgereift. Dennoch hat die Haut noch nicht den letzten Schliff, sie ist noch sehr empfindlich und muss liebevoll sowie schonend behandelt werden. Besonders Schutzmaßnahmen, die unsere Haut selbst aktivieren kann, sind noch nicht voll leistungsfähig, beispielsweise unser Pigmentsystem, das bei UV-Bestrahlung in Aktion tritt. Säuglinge können hier noch keinen umfassenden Eigenschutz aufbauen, sodass sie bis zum ersten Lebensjahr überhaupt nicht der Sonne ausgesetzt werden dürfen.

Warum ist die Haut des Babys so glatt und wie kommt es zu der Redewendung »glatt wie ein Babypopo«?

Die kindliche Haut ist in der Tat auch ohne Pflege extrem weich und glatt. Dies kommt in erster Linie durch eine dünne und sehr gleichmäßig ausgeprägte Hornhaut zustande. Daneben hat die Haut des Babys viel Wasser gespeichert und auch den Vorteil, dass noch keine schädlichen Umweltstoffe auf sie einwirkten. All dies führt zu dem schönen Hautbild, das noch durch den rosigen Teint einer sehr guten Durchblutung gefördert wird.

Die Natur hat sich für die empfindliche Haut des Babys bei der Geburt etwas Besonderes einfallen lassen?

Natur

Um die sensible Haut des neuen Erdenbürgers zu schützen, hat sich die Natur in der Tat etwas Besonderes ausgedacht. Hierbei wird die Haut in der Gebärmutter bereits lange vor dem Geburtstermin mit der so genannten »Käseschmiere«, der Vernix caseosa bedeckt, einer Mischung aus abgeschilferten Hautzellen, unterschiedlichen Fetten und Hautdrüsenabsonderungen. Diese Mischung ist eine pflegende Kosmetik, mit der die Natur die Haut des Neugeborenen schützt. Sie ist eigentlich die schönste und liebevollste Naturkosmetik, die sich die Biologie je für den Menschen ausgedacht hat – völlig ohne Fremdstoffe. Leider profitieren wir nur einen kurzen Zeitraum davon.

Was charakterisiert die typische Haut des Kindesalters?

Die kindliche Haut kann von vielen Hautkrankheiten und Irritationen befallen werden, die sich auch beim Erwachsenen finden. Generell gibt es bei Kleinkindern jedoch häufig – abgesehen einmal von den klassischen Kinderkrankheiten – Irritationen durch verschiedene Keime.

Oder auch Bakterien?

Ja, eine der häufigsten bakteriellen Hautveränderungen bei Kleinkindern ist die so genannte Impetigo mit »honiggelben Krusten«, die meist im Gesicht sitzen. Prinzipiell können sie aber auch an jeder anderen Stelle des Körpers auftreten.

Das ist kein Milchschorf?

Nein, mit Milchschorf hat das nichts zu tun. Hierbei kommt es durch bakterielle Keime zu einer Bläschenbildung in der Oberhaut. Da die Blasendecke extrem dünn ist, reißt die Blase meist sofort, sodass sie nicht gesehen wird. Was übrig bleibt, ist dann eine Hautveränderung, die entzündlich gerötet und meist von einer kleinen Kruste bedeckt ist. Behandelt werden solche Hautveränderungen durch das Auftragen keimabtötender Lösungen oder auch durch antibiotische Cremes. Unter Umständen müssen auch kurzfristig Antibiotika in Form von Saft oder Tabletten verordnet werden. Die Kinder sollten ein paar Tage nicht in den Kindergarten gehen. Auch Erwachsene können sich leicht infizieren. Alle betroffenen Familienmitglieder sollten zeitgleich behandelt werden, damit die Infektion nicht wie ein Pingpong-Effekt um sich greift.

Kinder haben oft Warzen, manchmal sogar sehr viele.

Warzen sind bei Kindern ausgesprochen häufig. Wenn Warzen auftreten, handelt es sich bei Kindern im Vorschulalter oft um die so genannten Dellwarzen – Mollusken, die im Volksmund auch als Schwimmwarzen bezeichnet werden. Der Name rührt daher, dass sich diese Warzen gerne in Schwimmbädern oder beim gemeinsamen Bad in der Badewanne verbreiten.

Muss man solche Schwimmwarzen behandeln?

Schwimmwarzen sollten behandelt werden. Gelegentlich kommt es zur Aktivierung des körpereigenen Immunsystems, wodurch die Schwimmwarzen von allein verschwinden. Man kann also ein bisschen abwarten, ob es nicht doch spontan zur Abheilung kommt. Die Warzen können leicht entfernt werden. Im Anschluss wird die Haut an den abgetragenen Stellen für einige Tage trocken gehalten und mit einer desinfizierenden Lösung behandelt. Die Abheilung verläuft so gut wie immer rasch und komplikationslos.

Flügge Haut: Flegeljahre

Wo liegt der Unterschied zwischen Pickeln und Akne?

Pickel nennt man in der Umgangssprache das, was Hautärzte als Akne bezeichnen. Die Akne ist eine Erkrankung der Haut, die sich im Talgdrüsenfollikel abspielt. Talgdrüsen produzieren spezielle Hautfette, den Talg, der über einen eigenen Ausführungsgang zunächst in den Haarfollikel und von dort auf die Hautoberfläche gelangt und diese mit schützenden Fetten »pflegt«. Nicht aus jedem Haarfollikel kommt auch ein Haar, was erklärt, dass wir im Gesicht viele Haarfollikel, dennoch kaum Haare haben. Wenn überhaupt, nur feines Flaumhaar. Die Poren, die in der Gesichtsmitte besonders gut zu sehen sind, sind Ausführungsgänge der Talgdrüsenfollikel. Talgdrüsen sind im Gesicht, an der Brust sowie an Schultern und Rückenmitte besonders reichlich vorhanden. Da die Akne eine Erkrankung der Talgdrüsenfollikel ist, erklärt sich auch, dass wir zum Beispiel an Handflächen und Fußsohlen keine Akne bekommen können, weil dort keine Talgdrüsenfollikel vorhanden sind.

Nun sind es ja nicht nur Pickel, die in diesen Jahren auf der Tagesordnung stehen. Was ist denn in diesem Lebensalter besonders wichtig, um auch später eine schöne Haut zu haben?

In der Jugend werden häufig die größten Sünden begangen. Man ist mutig, achtlos und hält sich für unverletzbar. Die Haut wird extrem strapaziert und verzeiht glücklicherweise auch das meiste, jedoch nicht alles. Insbesondere Sonnenbrände entstehen in dieser Lebensphase überaus häufig. Nicht nur im Gesicht, oft auch am oberen Rücken sowie im Dekolleté. Später resultiert daraus eine bräunlich-fleckige Haut mit vielen kleinen Fältchen. Wer zeitlebens eine schöne Haut haben möchte, kann nicht früh genug mit dem Schutz anfangen. Wir alle kennen die Worte: »Die Haut vergisst nichts.« Diese Worte sind für junge Menschen besonders relevant.

Was kann ein jüngerer, gesunder Mensch – sagen wir zwischen dem 20. und 35. Lebensjahr – für seine Haut tun? Oder: Muss er überhaupt etwas tun?

In diesem Lebensalter muss man normalerweise keinen großen Aufwand treiben. Das gilt vor allem dann, wenn die Haut von Natur aus weder zu trocken noch zu fett ist und sie nicht durch außergewöhnliche Umstände geschädigt wird. In diesem Alter ist die Haut an sich äußerst robust. Was viele junge Erwachsene dagegen häufig belastet, sind Allergien – meist Heuschnupfen, Tierhaar-, Hausstaub- oder auch Nahrungsmittelunverträglichkeiten. Allerdings wird die Pflege im Laufe der Jahre immer wichtiger. Man muss sich darüber im Klaren sein, dass die Haut heute anderen Belastungen ausgesetzt ist als früher. Hinzu kommt die höhere Lebenserwartung. Die Menschen in früheren Zeiten haben die Probleme, denen ihre Haut mit zunehmendem Alter ausgesetzt gewesen wäre, gar nicht mehr erlebt.

In diesem Alter will der Mensch besonders sauber und wohlriechend sein.

Dafür gibt es nicht nur ästhetische, sondern durchaus auch medizinische Gründe. Wir möchten uns luftig kleiden und so viel wie möglich in der Sonne aufhalten. Zusätzlich wird die Haut durch eine immer größer werdende Zahl von Fremdstoffen aus der Umwelt belastet. Reinigung und Pflege sind deshalb wichtig.

Was ist eine gute Pflege?

Eine gute Pflege orientiert sich primär an den biologischen Bedürfnissen der Haut, damit diese ihre natürlichen Aufgaben besonders effektiv wahrnehmen kann. Hierzu zählt an allererster Stelle die Aufrechterhaltung einer intakten Barriere. Die Barriere soll verhindern, dass Schädliches von außen nach innen oder Wertvolles von innen nach außen gelangt.

Was beeinträchtigt die Haut im Laufe der Lebensjahre am meisten?

Durch die hormonellen Umstellungen und ein langsames Nachlassen der Stoffwechselaktivitäten wird es für die Haut schwerer, ihre volle Funktionsfähigkeit aufrechtzuerhalten. Hinzu kommt eine biologisch normale Schwächung des Immunsystems, in deren Folge die Leistungskraft der Haut auch als überwachendes Kontrollorgan nachlässt. Zusätzlich verringern sich die Bindegewebsfasern, wodurch sie an Elastizität und Widerstandskraft einbüßt. Auch können Flüssigkeitsreserven nicht mehr so effektiv gespeichert werden wie in jungen Jahren, das heißt, die Haut wird spröde, trocken und rissig. Schließlich wird die Haut dünner, die zapfenartige Verbindungsstruktur zwischen Ober- und Lederhaut wird flacher und die Haut wird deutlich verletzungsanfälliger.

Alternde Haut: Reifejahre

Wann beginnt die Haut sichtbar zu altern? Oder gibt es einen Alterungsprozess, der von Anfang an da ist?

Man kann das relativ genau sagen. Die sichtbare Hautalterung setzt mit Mitte 30 ein. Wie schnell und wie deutlich diese Hautalterung sichtbar wird, hängt von unendlich vielen innerlichen und äußerlichen Faktoren ab.

Wer oder was sind die größten Hautkiller?

Sonne, psychischer Stress, Schlafdefizit, aggressive Reinigungsprodukte und auch die Malträtierung der Haut durch falsche Reinigungstechniken, falsche Pflegepräparate sowie eine ungenügende oder auch übertriebene Pflege. Außerdem: Nikotin – auch Passivrauchen – oder hoher Alkoholkonsum. Geringer Alkoholkonsum scheint sich auf den Organismus, besonders das Herz-Kreislauf-System, eher positiv auszuwirken, daneben Medikamentenmissbrauch, ständige Störungen des vegetativen Rhythmus, schlechte Ernährung, Flüssigkeitsdefizite, fehlende oder unzureichende Erholungsphasen nach psychischer oder physischer Anstrengung, dauerhafte biophysikalische oder chemische Stresssituationen durch Schadstoffe, Umweltgifte und »schlechte« oder trockene Luft. Natürlich spielt auch die genetische Veranlagung eine große Rolle, wie schnell die Alterung vonstatten geht. Aber ein genauso wichtiger Faktor ist eben das Verhalten des Menschen. Auf das Rauchen zu verzichten, kann zum Beispiel der erste Schritt zu einer gesunden, schöneren, widerstandsfähigeren und »stärkeren« Haut sein.

Das heißt, dass wir viel dafür tun können, eine jugendliche, oder anders gesagt, eine dem Lebensalter entsprechende Haut zu bewahren?

Unbedingt. Man kann es auch so formulieren: Eine gesunde und schöne Haut ist unter anderem Folge einer guten Veranlagung und eines intelligent geführten Lebensstils. Das Letztere können wir maßgeblich beeinflussen. Denn die Haut hat grundsätzlich in jeder Altersphase die Fähigkeit, Frische und Schönheit auszustrahlen und zu bewahren. Wir müssen ihr nur dabei helfen.

Verrät die Haut das wahre biologische Alter eines Menschen, der aufgrund besonderer Belastungen oder Krankheiten älter aussieht als er an Jahren zählt? Oder aufgrund guter Veranlagung beziehungsweise eines intelligenten Lebensstils jünger erscheint, als er in Wirklichkeit ist?

Die Haut kann unter Umständen tatsächlich zeigen, wie der Kern beschaffen ist. Aber man darf sich von dem ersten Eindruck nicht täuschen lassen. Man kann allein durch Anschauen der Haut nicht jede innere Krankheit diagnostizieren oder allgemein den Gesundheitszustand beziehungsweise das tatsächliche Alter eines Menschen feststellen. Auch kann man nicht immer sicher sein, ob ein guter Hautzustand Folge einer guten genetischen Disposition oder eines hautumsichtigen Lebensstils ist. Da bin ich skeptisch. Ich denke zwar, dass die Haut viel zu erzählen hat, aber man muss vorsichtig sein und sollte keine gewagten Rückschlüsse ziehen. Manchmal ist die Haut auch eine Maske, die scheinbare Geschichten erzählt, aber in Wahrheit doch nur zur Spekulation verleitet.

Wenn Sie schätzen wollen, wie alt jemand ist, worauf achten Sie dann besonders: auf das Gesicht, auf die Augen oder schauen Sie auf die Hände?

Lichtalterung

Strahlende Augen oder ein zuversichtliches Lächeln können einen dermaßen starken Eindruck von Jugendlichkeit oder Lebensfreude hervorrufen, dass die Betrachtung der Haut in den Hintergrund gerät. Wenn man auf die Hände schaut, sieht man dagegen nichts anderes als die Haut. Und wenn sie wirklich etwas über das Alter verrät, dann eben eher auf der Hand, wo wir sie unbeeinflusst wahrnehmen. Wir müssen uns aber immer darüber im Klaren sein, dass gerade in lichtexponierten Arealen wie den Händen die Dynamik der Hautalterung überwiegend von der Lichtalterung diktiert wird. So zeigen sich natürlich an der Hand eines relativ jungen, sagen wir mal 40 Jahre alten rotblonden Farmers in Südafrika, der irisch-keltischer Abstammung ist, möglicherweise schon schwerste Zeichen der Hautalterung, während an den Händen eines gleichaltrigen Mönchs aus Norddeutschland, der nur selten im Freien arbeitet, nur minimale Zeichen von Hautalterung vorhanden sein können. Selbst wenn dieser eine vergleichbare genetische Disposition aufweist wie der Farmer.

Wenn man auf dem Handrücken mit zwei Fingern eine Hautfalte bildet und sie wieder loslässt, kann es vorkommen, dass die Falte für Sekundenbruchteile stehen bleibt. Ist das ein Zeichen für Alter?

Dies kann ein Zeichen für das Alter, in diesem Fall mehr für das biologische als das tatsächliche sein. Zunächst einmal ist es jedoch eher ein Zeichen für Austrocknung, das heißt für zu wenig Wasser im Körper beziehungsweise in der Haut. Wenn das Stehenbleiben dieser Falte ein Zeichen für die Hautalterung ist, dann ist die Ursache mangelnde Elastizität. Elastische Fasern sorgen in der Regel dafür, dass die Haut nach einer Formänderung in ihre Ausgangsposition zurückzukehrt. Mit zunehmendem Alter verliert die Haut diese Fähigkeit mehr und mehr.

Es gibt eine genetisch gesteuerte Hautalterung, es gibt aber auch, wie schon gesagt, eine Alterung, die durch schädliche innere und äußere Einflüsse entsteht. Wird diese Alterung auch unterschiedlich sichtbar?

Bedingt. In bestimmten Körperregionen wie zum Beispiel an der Pobacke, die ja in aller Regel durch Kleidung bedeckt ist, beobachtet man mehr oder weniger ausschließlich das Phänomen der genetisch gesteuerten, man sagt auch intrinsischen Hautalterung. Im Gesicht, am Dekolleté und auf dem Handrücken altert die Haut natürlich auch intrinsisch. Hier sind aber ganz überwiegend die Phänomene der extrinsischen Hautalterung, das heißt der Lichtalterung oder Photoaging zu sehen.

Was sind sichtbare Zeichen des Alterns?

Die Haut wird trockener, spröder, faltiger, dünner, blasser, und ihre Elastizität nimmt ab. Zusätzlich kommt es zu einer ungleichmäßigen Pigmentierung, die die Haut fleckig und uneben erscheinen lässt. Außerdem ist sie empfindlicher und leichter verletzbar. Außerdem gibt es Veränderungen im Unterhautfettgewebe, die zunächst nicht so offensichtlich sind. Bei genauer Betrachtung des Gesichts fällt jedoch auf, dass sich das Unterhautfettgewebe anders verteilt.

Was passiert während des Alterns im Hautgewebe?

Zentrale Merkmale der Hautalterung sind der zunehmende Kollagenabbau und die sinkende Kollagenneuproduktion. In der UV-Licht exponierten Haut gleicht unser Körper den Kollagenabbau in der Lederhaut durch minderwertiges Bindegewebe aus. Grundlage dieser Veränderung ist eine zunehmende Aktivierung von Enzymen, die sowohl die elastischen als auch die Kollagenfasern in unserer Lederhaut abbauen. Durch Sauerstoffradikale, bedingt durch normale Stoffwechselvorgänge, Umweltschadstoffe, Stress im weitesten Sinne, Zigarettenrauch und zahlreiche weitere gewebsschädigende Einwirkungen werden diese Vorgänge beschleunigt.

Und die erneuernde Zellteilung?

Nimmt stetig ab. Die Stoffwechselaktivität sinkt, die gesamte Koordination des zellulären Netzwerkes lässt nach, das heißt, die Kommunikation der einzelnen Zellen untereinander nimmt ab und wird störanfällig. Die Konzentration an Feuchthaltemitteln, das heißt an wasserbindenden Molekülen in den oberen Hautschichten, besonders der Hornhaut, nimmt ab. Dadurch ist die Haut nicht mehr in der Lage, ausreichend Feuchtigkeit zu speichern. Das ruft die häufig zu beobachtende Hauttrockenheit im Alter hervor, die durch die nachlassende Aktivität der Talgdrüsen mit dem daraus resultierenden Mangel an Fetten noch verstärkt wird. Hinzu kommen immunologische Defizite, die dazu führen, dass auch das Immunsystem unserer Haut, das ja vielschichtige Kontrollfunktionen ausübt, in seiner Leistungskraft nachlässt. Genau wie Herz und Lunge an Leistungskraft einbüßen, ist dies auch für die Haut zu verzeichnen. Nur gehen die Veränderungen hier schleichender vor sich und sind häufig nicht so offensichtlich.

3.
Die typische Haut

Wenn jemand sehr schnell einen Sonnenbrand bekommt, sagt man gerne: »Typisch.« Als ob das nicht anders zu erwarten gewesen wäre. Zumal, wenn so genannte typische Merkmale im Spiel sind – rote Haare, blasse Haut etc. Dennoch: Gibt es die »typische« Haut überhaupt?

Den Hauttyp schlechthin gibt es sicher nicht, obwohl sich jedes Merkmal wie Farbe, Fettgehalt, Feuchtigkeit, Empfindlichkeit usw. natürlich für sich gesehen in Typen einteilen lässt. Dass ein rothaariger Mensch mit sehr heller Haut empfindlich auf Sonne reagiert, kann man allerdings durchaus erwarten. Das Wissen um diese Veranlagung hat sich natürlich auch in wissenschaftlich abgesicherten Typisierungen unterschiedlicher Hautarten niedergeschlagen.

Es gibt also eindeutige beschreibende Merkmale. Aber wenn man versucht, diese unterschiedlichen Merkmale einander zuzuordnen, dann wird es plötzlich verwirrend.

Das hat einen einfachen Grund: Die Typisierung allein bestimmt nicht, wie jemand worauf reagiert. Jeder Mensch hat seine genetische Individualität, die den Hauttyp prägt. Es gibt also beispielsweise nicht vier, sechs oder acht unterschiedliche Hauttypen, wie oft beschrieben, sondern es gibt unendlich viele.

Wenn jemand Sie fragt: »Herr Professor, meine Haut ist so fettig, was kann man da machen?« Dann lautet Ihre Gegenfrage ...

... wo genau ist die Haut fettig?

Weil sie an einer Stelle fettig sein kann und an einer anderen Stelle trocken?

Ja – die Haut kann an einer Stelle fettig sein und an einer anderen Stelle fettarm. Der Gegensatz zu fettig ist fettarm – nicht trocken. Das passende Gegenstück zu trocken wiederum ist feucht. Und die individuelle Haut kann hier fettarm, dort fettig und an anderer Stelle trocken und fünf Zentimeter weiter wieder feucht sein oder eine Mischung aus allem aufweisen.

Sollte man dann vielleicht ganz aufhören, von einer typischen Haut zu reden, und dieses Kapitel streichen?

Nein, wir können schon eine Reihe von Hautcharakteristika als typisch oder auch als normal bezeichnen, weil sie sehr häufig vorkommen. Daran ändert nichts, dass im individuellen Fall ein und derselbe Mensch unterschiedlichen Hauttypen angehören kann. Generell lässt sich der Hauttyp nach drei völlig unterschiedlichen und nicht miteinander verbundenen Beurteilungskriterien beschreiben.

Blass oder braun

Vielleicht nehmen wir mal wieder die Sonne als Ausgangspunkt.

Der Hauttyp kann in der Tat nach dem natürlichen Pigmentgehalt und wie sich die Haut unter Sonneneinstrahlung verhält beurteilt werden.

Gar nicht braun, ein bisschen braun und so weiter?

Hier unterscheidet man nach dem amerikanischen Hautarzt T. B. Fitzpatrick sechs unterschiedliche Typen. Die Einteilung ist einfach und hat sich im täglichen Gebrauch sehr bewährt.
Typ I verbrennt in der Sonne immer und wird nie braun – Albino.
Typ II verbrennt in der Sonne sehr leicht und wird kaum braun – nordeuropäischer, irisch-keltischer Typ.
Typ III kann in der Sonne verbrennen, bräunt aber gut – Mitteleuropäer.
Typ IV verbrennt in der Sonne nur äußerst selten und bräunt sehr gut – Südeuropäer, mediterraner Typ, einige Asiaten.
Typ V verbrennt in der Sonne so gut wie nie und ist von Hause aus dunkelbraun – Inder, einige Asiaten.
Typ VI verbrennt nicht und ist dunkelbraun bis tiefschwarz – Schwarzafrikaner.

Fett oder fettarm

Und wie kann man Hauttypen medizinisch korrekt beschreiben, wenn man die Sonne einmal außer Acht lässt?

Man kann die Haut auch danach unterscheiden, wie aktiv die Talgdrüsen sind. Dann sagen wir, die Haut ist fettig, ölig oder fettarm. Um festzustellen, was bei einem Menschen überwiegt, schaut man sich am besten Stirn und

Nase – die so genannte T-Zone – an, weil es dort besonders viele Talgdrüsen gibt.

Feucht oder trocken

Bleibt noch die Frage feucht oder trocken – oder danach, wie viel Feuchtigkeit in der Haut gespeichert ist.

Was den Hauttyp unter diesem Gesichtspunkt charakterisiert, ist die Fähigkeit, in den obersten Hautschichten Wasser zu binden. Anders gesagt: Wenn dies also das differenzierende Merkmal ist, muss man unterscheiden, wie groß die Menge an Gewebswasser ist, die von den oberen Schichten der Haut gespeichert werden kann. Innerhalb dieses Hauttyps lassen sich Varianten von »feucht« mit hoher Wasserspeicherkapazität bis hin zu »trocken« mit geringer bis fehlender Wasserspeicherkapazität unterscheiden.

Das ruft nach näherer Erklärung.

Ein Beispiel aus der Landwirtschaft: Der Boden in einer fruchtbaren Gegend kann durch lehmige Anteile viel Wasser speichern. Das heißt, wenn es dort regnet, ist der Boden noch über Wochen feucht, sodass die Vegetation einschließlich Nutzpflanzen dort prima gedeihen und trockene Zeiten gut überbrückt werden können. Auf die Haut übertragen würde dies bedeuten: feucht ist gleichzusetzen mit hautfreundlich und widerstandsfähig. Im Gegensatz dazu können wir den trockenen Sandboden in der Lüneburger Heide nehmen. Wenn es hier regnet, ist die Feuchtigkeit schon nach zwei bis drei Tagen versickert, da der Boden das Wasser nicht speichern kann. Folglich wachsen hier auch nur Heidekraut oder Kartoffeln. Beide Pflanzenarten stellen verhältnismäßig geringe Anforderungen an Boden und Wasserspeicherkapazität. Sie kommen auch mit einer trockenen Bodenlage zurecht. Auf die Haut übertragen heißt das: trocken ist eher hautunfreundlich, sie ist rissig und rau.

Wenn man nach alldem, was wir jetzt wissen, den Hauttyp bestimmen will, macht man was?

Man fragt erstens, wie ist der Pigmentierungsgrad nach Fitzpatrick, zweitens, ist die Haut eher fett oder eher fettarm, und drittens, ist die Haut eher feucht oder eher trocken. Dann lassen sich Hauttyp beziehungsweise Hautzustand recht gut charakterisieren.

Gehört zur Typisierung auch der Begriff »empfindliche Haut«?

Dieser Begriff ist ausgesprochen schwer zu definieren. Nach meiner Einschätzung antwortet inzwischen beinahe jede zweite Frau auf die Frage, ob sie denn eine empfindliche Haut habe, mit ja. Unter einer empfindlichen Haut versteht man als Dermatologe eine Haut, die durch zahlreiche unterschiedliche Substanzen extrem leicht irritierbar ist. Egal, was angewendet wird, es kommt leicht zu Rötungen, Brennen und Missempfindungen. Wichtig ist, eine empfindliche Haut nicht mit einer Allergie zu verwechseln. Es gilt heute beinahe schon als unschick, keine empfindliche Haut zu haben. Jeder möchte genauso empfindlich sein wie die Prinzessin auf der Erbse. Nach objektivierbaren Kriterien haben die meisten Menschen, die glauben, eine empfindliche Haut zu haben, bei Anwendung der richtigen Pflegeprodukte jedoch eine unkomplizierte Haut.

4. Der Haut-Alarm

Die Medizin kennt heute mehr als 2000 verschiedene Hautkrankheiten. Wird die Diagnose bei einem solchen Kenntnisstand erleichtert oder erschwert?

Erleichtert und erschwert zugleich. Je mehr man weiß, desto größer ist natürlich die Chance, die richtige Diagnose zu finden und eine Therapie, die auch wirklich hilft. Nicht jede Hautveränderung ist auch eine Hautkrankheit. Gelegentlich können sich die einzigen Symptome einer Unpässlichkeit oder inneren Erkrankung an der Haut zeigen. Denken Sie an das zu Beginn schon erwähnte Nesselfieber bei Infektionen des Magens. Hier zeigen sich Quaddeln an der Haut, obwohl die Haut mit der »ganzen Sache« nichts zu tun hat. Die Haut ist jedoch vor allem immunologisch ein sehr aktives Organ, das häufig gute Indizien für die Allgemeinbefindlichkeit des Körpers liefert. Es ist daher wichtig, sich immer zu fragen, ob das, was wir an der Haut sehen, eine Befindlichkeitsstörung oder eine genuine Hautkrankheit ist. Der Sprechstundenalltag besteht aus einem Wechsel von sehr ernsthaften Erkrankungen mit schwierigen Diagnosen und eher simplen Problemen. Oft heißt es: »Herr Doktor, ich hab da was, das stört mich.« Dabei kann es sich im einfachen Fall um eine Stielwarze handeln, im schweren Fall um ein Melanom oder eine krebsverdächtige Veränderung eines Muttermals. Solche Krankheiten erfordern eine umfassende Diagnostik …

... wohingegen die Stielwarze nur gelasert wird ...

... bloß nicht, wer das tut, schießt mit Kanonen auf Spatzen. Für die Stielwarze braucht man nach wie vor nur eine Schere – und beileibe keinen teuren Laser. Der Arzt sollte sich sehr genau überlegen, mit welchen Mitteln er welche Hautprobleme behandeln kann.

Akne greift an: nie wieder Pickel

Zu den am meisten verbreiteten Hautkrankheiten zählt sicher die Akne, die sich manchmal nur in ein paar Pickeln zeigt, die in anderen Fällen aber eine hartnäckige Krankheit ist, die Narben hinterlässt. Und wie Sie bereits sagten, leiden nicht nur Jugendliche unter Akne.

Nein, Akne kommt leider auch im Erwachsenenalter vor. Und gar nicht selten. Ein Beispiel: Im vergangenen Sommer kam eine 26 Jahre alte Frau in meine Sprechstunde, der auf den ersten Blick anzusehen war, dass sie schon eine lange Leidensodyssee hinter sich hatte. Mitesser auf Nasenrücken und Stirn, Eiterstippchen, entzündete Knötchen im ganzen Gesicht und hier und da bereits ein paar Narben. Dieselben Symptome zeigten sich im Dekolleté sowie in der Schulterregion und Rückenmitte. Was es für eine junge Frau bedeutet, derart gezeichnet zu sein, muss ich wohl nicht weiter beschreiben. Sie war schier verzweifelt.

Frühere Behandlungen waren erfolglos?

Offenbar. Es sei bereits alles versucht worden, sagte sie. Diverse Reinigungspräparate, Schwefelanwendungen, äußerlich und innerlich angewendete Antibiotika – nichts hatte geholfen. Die Diagnose war klar – eine klassische Akne. Ich fragte die Patientin, ob es einen gynäkologischen Befund gebe. Diese Frage ist immer wichtig, da hormonelle Störungen wie ein Zuviel an männlichen Hormonen – Androgenen – zahlreiche Störungen am weiblichen Organismus hervorrufen können. Darunter eine mehr oder weniger schwere Akne. Nein, war die Antwort, der Zyklus sei regelmäßig, eine hormonelle Störung sei ausgeschlossen, und sie nehme bereits seit vielen Monaten eine Antibabypille, die nach Ansicht ihres Gynäkologen auch für die Haut gut sein solle.

Ist es die Antibabypille selbst oder wirkt da ein zusätzlicher Stoff?

Der Pille wird ein Stoff gegen männliche Hormone – Antiandrogen – zugesetzt. Das ist aus dermatologischer Sicht bei unreiner Haut auch durchaus sinnvoll. Davon können auch Frauen in einem Alter profitieren, in dem man normalerweise keine Akne mehr hat. Denn gar nicht so selten werde ich von Frauen zwischen 30 und 40 gefragt, wieso sie plötzlich Pickel bekämen, wo sie doch die Pubertät nun lang genug hinter sich hätten. Meist liegt solchen Fällen eine falsche Pflege zugrunde. Mitunter sind es aber auch Stress, die Doppelbelastung durch Kinder und Beruf oder auch unsachgemäß durchgeführte Manipulationen an der Haut, die eine spät einsetzende Akne hervorrufen. Diese erst im dritten, vierten oder fünften Lebensjahrzehnt einsetzende Form der Akne, deren Krankheitsbeginn sich deutlich von der typischen Pubertätsakne unterscheidet, wird der Einfachheit halber auch als »spät auftretende Akne« bezeichnet.

Pickel

Dennoch hilft die Pille nicht immer.

Nein. Im Fall meiner jungen Patientin hatte die hormonelle Therapie leider nichts gebracht. Man muss wissen: Die Akne verläuft generell in leichten, mittleren und schweren Formen. Meist heilt die Krankheit durch Tiefenreinigungen und eine äußerliche Aknetherapie problemlos ab. Gelegentlich gibt es äußerst hartnäckige Erkrankungen, bei denen die entzündlichen Akneknoten eben auch über die Pubertät hinaus bestehen bleiben.

Was hat schließlich zum Erfolg geführt?

Generell ist es immer wichtig, die Ursachen einer Akne aufzuspüren. Handelt es sich um eine klassische Pubertätsakne, sollten zunächst immer bewährte Standardtherapien zum Einsatz kommen. Handelt es sich um eine spät auftretende Akne, die erst bei Frauen Anfang / Mitte dreißig auftaucht, muss unbedingt eine intensive Ursachenforschung erfolgen. Im Falle der 26-jährigen Patientin, bei der es sich um eine schwere, aber dennoch klassische Akneerkrankung handelte, die einfach nicht abklingen wollte, entschloss ich mich aufgrund des ausgeprägten Befundes und der zunehmenden Narbenbildung im Gesicht, die Patientin acht Monate lang mit einem Medikament zu behandeln, bei dem es sich um einen Abkömmling der Vitamin A-Säure handelt. Mit Erfolg: Nach wenigen Monaten kam es zu einer kompletten Abheilung der Akne. Der jungen Frau war die Freude anzusehen. Keine depressiven Verstimmungen mehr. Sie war überglücklich.

Was ist bei dieser Behandlung zu beachten?

Die Behandlung mit einem solchen Medikament muss sehr sorgfältig überwacht werden. Dazu gehört die regelmäßige Kontrolle der Blutwerte. Dazu gehört aber auch, bei Therapiebeginn, während und bis zu zwei Monate nach Ende der Therapie eine Schwangerschaft sicher auszuschließen. Mit anderen Worten: während der Therapie muss eine Schwangerschaft sehr sorgfältig verhütet und ausgeschlossen werden.

Was ist denn Ihrer Meinung nach die häufigste Ursache dafür, dass die Akne bei vielen Frauen – und auch Männern – nicht richtig zur Ruhe kommt?

Hierfür gibt es unzählige, zum Teil völlig unterschiedliche Ursachen. Oft wird der Haut zu viel Fett zugeführt, wodurch es zu einer Überversorgung der Haut kommt. Hierüber »freuen« sich die kleinen Bakterien in den Talgdrüsenfollikeln, die unter der Oberfläche, wenn die Haut von oben »zugekleistert« wird, richtig loslegen können. Auch wenn vielen Patientinnen und Patienten die Umsetzung schwer fällt, die Aknehaut muss, insbesondere zu Beginn der Behandlung, eher trocken behandelt werden. Dies verursacht zwar gelegentlich eine minimale Schuppung und auch ein Spannungsgefühl, die Behandlungserfolge stellen sich aber dennoch meist rasch ein. Wichtig ist es auch, ein einmal begonnenes Behandlungskonzept nicht nach 48 Stunden schon wieder zu vergessen. Viele ändern ihre Therapie alle ein bis zwei Tage, da ihnen die Behandlungserfolge nicht rasch genug eintreten. Ein »rein in die Kartoffeln und raus aus den Kartoffeln« ist unbedingt zu vermeiden. Ob eine äußerliche Therapie wirksam ist, kann frühestens nach zwei Wochen beurteilt werden.

Und was machen wir mit dem berühmten kleinen Pickel, der zum unmöglichsten aller Zeitpunkte an einer für alle sichtbaren Stelle auftritt?

Dieses Problem kennen wir alle. Man sollte sich jedoch darüber im Klaren sein, dass dieser kleine Pickel vor dem

Vergrößerungsspiegel im Bad wesentlich beängstigender wirkt als für diejenigen, die uns gegenüberstehen. Eine solche kleine Akneentzündung sollte nur dann fachmännisch geöffnet werden, wenn sie wirklich reif ist, das heißt, wenn Eiter entleert werden kann. Alles Herumdrücken an einer unreifen Akneentzündung vergrößert das Problem. Bei einem solch äußerst störenden »kleinen Pickel« hat sich das Auftragen des lokalen Antibiotikums Erythromycin, zum Beispiel in einer zinkhaltigen Lösung, sehr bewährt. Eine solche Lösung ist zum Beispiel Zineryt. Sie wirkt antibiotisch, antientzündlich und trocknet aus, was erwünscht ist. Es macht auch nichts, wenn man erst das Medikament aufträgt und dann die entzündete Hautstelle mit einer auf den Teint abgestimmten getönten Tagescreme, Puder oder Make-up abdeckt. Puder und Make-up sollten aber unbedingt ölfrei sein. Zum anderen kann man auch mehrfach täglich punktuell eine Vitamin-A-Säure-Lösung auftragen. Diese muss vom Apotheker hergestellt werden und sollte eine Konzentration von 0,025 bis 0,05 Vitamin-A-Säure – Tretinoin – nicht übersteigen. Auch danach kann man Make-up verwenden. Sollte die Entzündung hartnäckig verlaufen und nicht abklingen, kann die Einnahme eines speziellen Akne-Antibiotikums die Zeit bis zur Abheilung beschleunigen.

Sonne brennt: toller Teint ohne Risiko

Trotz aller Warnungen: Kaum jemand will auf das Bad in der Sonne verzichten. Und sei es noch so heiß. Ein Strandurlaub gilt als Garant für Erholung. Wie kommt es, dass sich die Meinung, Sonne sei gesund, so hartnäckig hält?

Um es gleich vorweg zu sagen: Die Meinung, dass Sonne auch gesund sein kann, ist sicher nicht falsch. Ob die genossenen Sonnenstrahlen jedoch tatsächlich gesund oder schädlich sind, hängt davon ab, wie wir die Sonne genießen. Das Sonnenbad war ja sogar eine Erfindung der Medizin. Kranke wurden der Sonne für eine bestimmte Zeit gezielt ausgesetzt. Wenn die Haut anfing zu bräunen, galt das als Indiz für eine einsetzende Heilung. Damit wurde im 19. Jahrhundert die Grundlage geschaffen, Bräune mit Gesundheit gleichzusetzen. Später setzte sich der Wunsch nach gebräunter Haut dann in allen Schichten durch. Die durch die geregelten Arbeitszeiten entstandene Freizeit verbrachte man wenn möglich draußen. Unterm Strich hat sich bis heute die Überzeugung gehalten, sich an der frischen Luft und in der Sonne aufzuhalten mache gesund und stark.

Das kann doch nicht ganz falsch sein ...

... was die Luft betrifft, sicher nicht. Was die Sonne betrifft, ist diese Meinung jedoch nur bedingt richtig.

... aber es heißt doch auch, die Sonne stärke das Immunsystem, also die Fähigkeit, Krankheitserreger abwehren zu können?

Das ist ebenfalls nur bedingt richtig. Zunächst gilt das Gegenteil: Sonne schwächt das Immunsystem. Ihr Licht, das heißt die UV-Strahlen, kurbeln dagegen bestimmte Hormone an und aktivieren Vitamine. Insgesamt hellt die Sonne unsere Stimmung auf. Und wer gut drauf ist, ist auch weniger anfällig für Krankheiten.

Was ist dann richtig: Sonne ja oder lieber nicht?

Richtig genossen – wohl dosiert und gut vorbereitet – kann die Sonne trotz ihrer an sich immunschwächenden Wirkungen die Befindlichkeit des Menschen und seine

Gesundheit stärken. Einige Menschen werden unter dem Einfluss der Sonne geradezu euphorisch. Wie so häufig gilt auch hier: Die Dosis macht das Gift.

Nun ist immer von UVA- und UVB-Strahlen die Rede. Wodurch unterscheiden die sich eigentlich? Und welche Strahlung sorgt für die Urlaubsbräune?

Generell gilt, dass UVB-Strahlen energiereicher und UVA-Strahlen energieärmer sind. UVB-Strahlen dringen meist nur bis in die Oberhaut ein, wo sie bei hoher und langjähriger Einwirkung krebsauslösend sein können. Die energetisch weniger intensiven UVA-Strahlen dringen tiefer in die Haut, das heißt, bis in die Lederhaut und entfalten ihre Wirkungen über andere Mechanismen als die UVB-Strahlen. UVB-Strahlen führen zunächst zu einer Rötung, die sich nach ein bis drei Tagen in der Regel in eine Bräune umwandelt. Sonnenbrände werden durch UVB-Strahlen verursacht. Die »satte« Urlaubsbräune beruht im Wesentlichen auf einer solchen UVB-Strahlung. Durch UVB-Strahlen werden neue Melaninpigmente in den Pigmentzellen der Oberhaut gebildet. Wie schon vorhin gesagt: Bräune ist kein Natur-Make-up, sie soll die Haut vor der Sonne schützen.

Sonnenbrand

Welche Krebsarten können UVB-Strahlen befördern?

UVB ist verantwortlich für verschiedene Hautkrebsarten, die von den Zellen der Oberhaut ausgehen. Hierzu gehört der Basalzellkrebs, das Basaliom, der Stachelzellkrebs, das Plattenepithelkarzinom beziehungsweise das Spinaliom sowie seine Frühformen, die solaren Keratosen beziehungsweise aktinische- oder Alterskeratosen. Wie groß der Beitrag der UVB-Strahlen bei der Entstehung des Melanoms, dem bösartigen schwarzen Hautkrebs, ist, kann derzeit noch nicht mit Sicherheit gesagt werden.

Was sind solare Keratosen?

Verhornungsstörungen, die durch Schädigungen der Oberhautzellen entstehen. Es handelt sich um die frühe Form eines Tumors, aus dem sich im Verlauf ein weiter in die Tiefe wachsender, voll ausgebildeter Tumor bilden kann. Solare Keratosen sollten deshalb immer, auch wenn sie meist harmlos verlaufen, behandelt werden, da wir nie sicher sagen können, welche solare Keratose zeitlebens harmlos bleibt und welche sich weiter zu einem tiefreichenden Tumor entwickelt.

Das scheint keine seltene Krankheit zu sein?

Nein, die gibt es sehr oft. Man kann davon ausgehen, dass zum Beispiel in Florida annähernd jeder zweite bis dritte ältere Mensch im Laufe seines Lebens von einer oder mehreren solchen solaren Keratosen befallen wird. Darum erscheinen sie auch in der Mehrzahl aller Fälle an Stellen, die der Sonne am häufigsten ausgesetzt sind, wie im Gesicht, auf den Handrücken und gelegentlich auch an den Armen und Beinen. Menschen mit heller, sonnenempfindlicher Haut, vor allem ältere, die sich über viele Jahre ungeschützt der Sonne ausgesetzt haben, entwickeln solche Keratosen.

Kommen wir zu den UVA-Strahlen, die nicht so harmlos sind wie lange gedacht.

Sie gehen, wie gesagt, tiefer in die Haut und dringen bis weit ins Bindegewebe. Im Gegensatz zu UVB-Strahlen können sie Fensterglas gut durchdringen. Insofern sind die UVA-Strahlen auch besonders relevant für Autofahrer, die viele Stunden am Steuer sitzen und dann ungeschützt von dieser Strahlenart getroffen werden. UVA-Strahlen können keinen Sonnenbrand verursachen. Die UVA-Bräune ist gelblicher als die UVB-Bräune und entsteht durch eine so genannte Sofortpigmentierung. Bereits vorhandenes Melaninpigment wird durch UVA-Strahlen so umverteilt, dass die Zellen innerhalb von Stunden gelblich-bräunlich werden. UVA-Strahlen sind hauptverantwortlich für die Alterung der Haut durch UV-Licht – das Photoaging –, für bestimmte Formen von Lichtallergien und nach neueren Daten möglicherweise auch für den schwarzen Hautkrebs.

Was passiert bei einem Sonnenbrand?

Beim Sonnenbrand handelt es sich um eine akute Entzündung der Haut, die darauf beruht, dass die Haut überfallartig einer »giftigen« – das heißt zu hoch dosierten – Sonneneinwirkung ausgesetzt wurde. Die Haut war auf diese Gifteinwirkung nicht vorbereitet, konnte sich in aller Schnelle nicht schützen und zeigt daher in Form einer Entzündung, dass man ihr Schaden zugefügt hat. Dieser Schaden ist bei einem Sonnenbrand so groß, dass einzelne Zellen der Oberhaut absterben. Die abgestorbenen Zellen kann man als so genannte »sun-burn-cells« unter dem Mikroskop sehen. Aus Sicht des Körpers, der um Schadensbegrenzung bemüht ist, ist dies ein sinnvoller Vorgang, da auf diese Weise Zellen, deren genetisches Material von den UV-Strahlen stark geschädigt wurde, ausgemustert werden. Hierfür sorgen zahlreiche Kontrollvorgänge in unserer Haut und zuletzt auch unser Immunsystem.

Wo fängt der Sonnenbrand an. Schon bei leichter Rötung?

Im Prinzip ja. Einen Sonnenbrand gibt es in allen Schattierungen – von einer leichten, kaum spürbaren Rötung bis hin zu schwersten Verbrennungen mit Blasenbildung und Krankheitssymptomen wie Fieber, Übelkeit und Erbrechen. In diesen Fällen genügt es nicht, die akut verbrannte Haut mit kühlenden Kortisonlotionen, zum Beispiel Hydrogalen oder Betagalen Lotio, zu behandeln. Dann brauchen wir auch eine innerliche Therapie des Sonnenbrandes mit antientzündlichen Medikamenten wie zum Beispiel Indometacin-Tabletten oder Aspirin. Nachdem der akute Schaden behoben ist, das heißt, nachdem die Haut sich regeneriert hat, kommt es häufig zu dauerhaft sichtbaren Pigmentverschiebungen in der Haut mit zahlreichen bräunlichen, sommersprossenartigen Verfärbungen – so genannte »sun-burn-freckles«. Zusätzlich kann man oft auch mit dem bloßen Auge sehen, dass die Haut durch den Sonnenschaden im wahrsten Sinne des Wortes älter, das heißt fleckiger und faltiger geworden ist. Dies sind aber nur die milden Folgen eines Sonnenbrands. Die weit schwerwiegenderen sind zunächst nicht sichtbar.

Es heißt ja auch, die Haut vergesse nichts.

Allerdings. Jahre später kann es zur Entwicklung von Hautkrebs kommen.

Dennoch raten Sie nicht strikt davon ab, sich in der Sonne aufzuhalten oder auf die Sonnenbank zu gehen?

Nein, das tue ich nicht. Wenn man einmal davon absieht, dass einige Menschen die Sonne gar nicht oder schlecht vertragen, vermittelt die Sonne den meisten Menschen Glücksgefühle. Sie steht für Lebensfreude, sogar für ein

Gefühl der Freiheit. Wenn man die positiven Effekte der Sonne den negativen gegenüberstellt, ergibt sich für jeden Menschen aufgrund seiner individuellen Erbanlagen eine andere Bilanz. Es ist wichtig, bei der Beurteilung der Vor- und Nachteile immer den ganzen Menschen zu sehen. Wer sich unter dem Einfluss der Sonne psychisch stabilisiert und – sei es auch nur subjektiv – sein Befinden deutlich verbessert, dem darf nicht geraten werden, Sonne zu meiden. Auch wenn diese aus künstlichen Quellen wie Sonnenbänken kommt. Bei solchen Menschen überwiegen die positiven Auswirkungen. Insofern darf man das Thema Sonne und Solarium nicht rein mit der Brille des Hautarztes sehen, der die Hülle beurteilt. Wichtig ist lediglich, egal, ob natürliche Sonne oder Sonnenbank, Rötungen der Haut und Sonnenbrände unbedingt zu vermeiden und sich regelmäßig einem Hautcheck zu unterziehen.

Sonnenbank

Alles in allem: Bräune ist ungesund?

Das Thema Sonne ist sehr komplex. Man darf sich das nicht zu einfach machen. Es gibt eine Reihe von Beobachtungen, die vermuten lassen, dass die Sonne unsere Haut möglicherweise sogar schützen kann – wenn man sie vernünftig, also individuell richtig dosiert genießt. Nebenbei, ich selbst liebe es sehr, draußen im Garten in der frischen Luft zu sein. Und wenn dann noch die Sonne scheint, umso besser. Was gibt es Schöneres, als in der Natur zu sein und die Sonne auf der Haut zu spüren? Der ständig erhobene Zeigefinger ist doch absolut lebensfremd.

Klingt beruhigend, dennoch bleibt ein großes Aber.

Das große Aber heißt: Medizinisch gesehen ist Bräune immer ein Zeichen dafür, dass sich unsere Hautzellen vor dem Stress einer UV-Lichtstrahlung schützen wollen. Insofern gibt es keine rundum natürlich gesunde Bräune. Wenn Bräune langsam erworben wurde, sind die Schäden in der Haut jedoch gering, da die Haut in diesen Fällen Zeit hat, ihre zum Teil sehr wirkungsvollen Eigenschutzvorkehrungen zu entwickeln. Hierzu gehören insbesondere die Ausbildung einer so genannten Lichtschwiele – Verdickung der Hornhaut – und die Steigerung der Pigmentierungsrate mit Aufbau eines besseren Pigmentschutzes. Wird die Bräune jedoch rasch erworben, sind die Schäden erheblich größer, da die Sonne dann immer auf eine relativ unvorbereitete Haut trifft. Wenn alles schnell gehen muss, ist ein Sonnenbrand ja meist auch nicht ganz zu vermeiden.

Sonne künstlich: Solarien und Selbstbräuner

Inwieweit unterscheidet sich die natürliche Bräune von der Sonnenbankbräune?

Die UV-Strahlen der Sonnenbänke sind in aller Regel UVA-Strahlen. Die Bräune der UVA-Strahlen ist mehr gelblich-bräunlich und nicht durch einen Neuaufbau von Pigmenten, sondern durch eine Umverteilung bereits vorhandenen Pigments bedingt. Insofern handelt es sich bei der durch UVA-Strahlen erworbenen Bräune auch um eine Sofortpigmentierung.

In Sonnenstudios findet sich oft der Vermerk, dass leichte Hautrötungen nach dem Besuch harmlos seien?

Noch einmal: Es gibt keine harmlose Rötung der Haut nach Sonneneinwirkung. Jede Rötung zeigt, dass die Haut gestresst und angegriffen wurde.

Wie hoch ist das Risiko, durch künstliche Sonne Hautkrebs zu bekommen?

UVA-Strahlen aus Sonnenbänken können Entartungen der Hautzellen verursachen, ab wann und in welchem Umfang lässt sich nach der derzeitigen wissenschaftlichen Datenlage jedoch noch nicht genau sagen. In jedem Fall scheint es so, dass die UVA-Strahlung der Sonnenbänke, die in der Vergangenheit oft als unbedenklich eingestuft wurde, genau wie UVB-Strahlung Hautkrebs verursachen kann. Von der UVB-Strahlung ist dies schon seit vielen Jahrzehnten bekannt. Von der UVA-Strahlung wissen wir dies erst seit kurzem. Problematisch ist auch, dass wir in der Regel nie genau wissen, welche Art von UV-Licht durch die Röhren einer Sonnenbank abgegeben wird.

Sonnenschutz: gut gecremt

Ist es sinnvoll, die Haut für den Urlaub auf einer Sonnenbank vorzubräunen?

Nein. Solarien regen die Haut nur in sehr geringem Maße zum Aufbau eines Selbstschutzes an. So wird die erwünschte Lichtschwiele, das heißt die schützende Verdickung der Hornhaut nach Sonneneinwirkung, nicht durch UVA-, sondern durch UVB-Strahlen verursacht. Es ist daher besser, sich am Urlaubsort langsam, gut geschützt und unter Meidung der aggressiven Mittagssonne an die UV-Strahlen zu gewöhnen. Wer sich zu Hause auf einer Sonnenbank vorbräunt, ist meist im Urlaub unachtsamer und gaukelt sich einen vermeintlichen Schutz vor, den er in Wirklichkeit gar nicht hat.

Sonnenschutz

Kann man sich auch im Schatten an die Sonne gewöhnen?

Aber sicher, sehr gut sogar. Etwa 40 Prozent der UV-Strahlungen gelangen über Streustrahlung auch im Schatten auf die Haut. Bei Problemen – etwa so genannte Lichtallergien oder Ähnliches – sind auch langsame Gewöhnungsbehandlungen in der Praxis des Hautarztes denkbar. Hier wird die Haut langsam angepasst, damit sie während des Urlaubs keinen Schaden nimmt. Wir bezeichnen dies auch als »UV-Licht-hardening«. Hinter all dem steht ein allgemeines biologisches Phänomen – die Anpassung der Zellen an eine bestimmte Belastung. Man hat beispielsweise festgestellt, dass ein Teil der Zellen, die im Labor gezüchtet werden und die normalerweise bei 37 Grad gehalten werden, abstirbt, wenn man die Zellen kurzfristig einer erhöhten Temperatur – etwa 40 Grad – aussetzt. Wiederholt man dieses Experiment mehrfach, dann sterben relativ gesehen immer weniger Zellen ab. Die Zelle hat also gelernt, mit dem Stress einer kurzfristig erhöhten Temperatur fertig zu werden und sich an die neuen Bedingungen anzupassen. Sie hat gelernt, sich selbst zu schützen. Das gilt im weitesten Sinne auch für Hautzellen, die der Sonne ausgesetzt werden. Sie können lernen, etwa durch Ausbildung der Lichtschwiele, sich anzupassen und die Strahlung besser zu verkraften. Wenn es nicht zu viel wird.

Man könnte ja auch zu Selbstbräunern greifen.

Kann man. Es gibt zwei Methoden der Selbstbräunung: Zum einen handelt es sich um Stoffe, die bräunliche Pigmente enthalten und dadurch die Haut sonnengebräunt erscheinen lassen. Diese Pigmente werden abends wieder abgewaschen. Zum anderen kann durch das Auftragen von Dihydroxyaceton – DHA – eine chemische Verbindung mit den obersten Schichten der Oberhaut, dem Keratin der

Hornhaut, erreicht werden, die zu einer Tage und Wochen anhaltenden Bräunung führt. Nachteil aller Selbstbräuner sind häufig leichte Unterschiede im Pigmentierungsgrad, was zu hellen und dunklen Flecken oder Streifen führen kann. Dies ist auch dadurch bedingt, dass die Hornhaut nicht gleichmäßig dick beschaffen ist.

Die Flecken versucht man mittlerweile mit »Selbstbräunungsduschen« zu vermeiden – sozusagen eingenebelt mit Braunmacher-Chemie.

Tja, wer es mag? Die Haut wird in einer solchen Dusche mit dihydroxyacteonhaltigen Selbstbräunern eingenebelt. Da DHA nur zur Anwendung auf der Haut und nicht für den Kontakt mit Schleimhäuten zugelassen ist, sollten diese gut geschützt werden. Auch sollte das DHA während der Anwendung nicht eingeatmet werden.

Nur zur Sicherheit: Selbstbräuner bieten keinen Sonnenschutz?

Nein, Selbstbräuner bieten keinen beziehungsweise, wenn überhaupt, nur einen absolut unzureichenden Sonnenschutz. Schutz vor der Strahlung wird nur mit speziellen UV-Schutzmitteln erreicht.

Wie funktioniert Sonnenschutz?

Am besten schützen wir uns durch Kleidung und durch direktes Meiden aggressiver Sonneneinstrahlung. Auch sollte immer eine gute Sonnenbrille getragen werden. Diese schützt nicht nur die Augen, sondern bietet auch einen gewissen Schutz für die Haut der Augenregion. Ansonsten gibt es Cremes. Da unterscheidet man chemische von physikalischen Sonnenschutzfiltern.

Schützen sie vor UVA- und UVB-Strahlen?

Nein, leider nicht. Die meisten chemischen UV-Schutzmittel absorbieren überwiegend UVB-Strahlen, sodass UVA-Strahlen nur unzureichend gefiltert werden. Bei physikalischen UV-Schutzmitteln handelt es sich um kleine Mikrokörnchen, die die UV-Strahlen nicht absorbieren, sondern reflektieren. Physikalische UV-Schutzfilter wie Zinkoxid und Titandioxid sind hochwirksam. Sie bieten einen guten Schutz gegenüber UVA- und UVB-Strahlen. Kosmetisch sind sie jedoch nicht so angenehm aufzutragen wie Schutzmittel mit chemischen UV-Filtern, da die kleinen Mikrokörnchen sich auf der Haut rau anfühlen. Außerdem hinterlässt eine Creme mit physikalischen UV-Schutzfiltern beim Auftragen einen weißen Film. Dies wird von vielen Menschen ebenfalls als unangenehm empfunden.

Können Sonnenschutzmittel die Haut auch schädigen?

Für die physikalischen Filter Titandioxid und Zinkoxid lässt sich sagen, dass sie unbedenklich sind, da es, soweit wir wissen, zu keinerlei Wechselwirkung mit der Haut oder dem Gesamtorganismus kommt. Bei den chemischen Filtern ist das nicht ganz so sicher. Nach den derzeitigen Kenntnissen kann man sie aber als risikoarm einstufen. Ein Restrisiko kann jedoch nicht mit Sicherheit ausgeschlossen werden. Chemische Filter können sich gegebenenfalls verändern, das heißt sich im Sonnenlicht zersetzen und instabil werden. Dadurch verlieren sie nicht nur ihre Wirkung, sondern können auch Unverträglichkeiten auslösen. Echte Kontaktallergien gegenüber chemischen UV-Schutzfiltern sind heutzutage nur noch selten, kamen früher jedoch relativ häufig vor.

Was muss man in punkto Sonnenschutz bei Kindern besonders beachten?

Kinder bis zu einem Jahr sollten gar nicht in die Sonne. Kinder, die älter als ein Jahr sind, sollten während des Aufenthaltes in der Sonne sehr gut geschützt sein. Also: Mittagssonne meiden und ansonsten Schutz durch Kleidung. Darüber hinaus – etwa am Strand – sollten Kinder immer durch relativ wasserbeständige Sonnenschutzmittel geschützt werden. Wobei physikalische UV-Filter den chemischen vorzuziehen sind. Die Bezeichnung »wasserfest« ist freilich irreführend. Es gibt keine wirklich wasserfesten UV-Schutzmittel, da alle Cremes – egal, wie gut sie auf der Haut haften – durch Wasserkontakt in ihrer Wirkung nachlassen.

Wie cremt man sich richtig ein?

Der häufigste Fehler ist ganz simpel: Es wird einfach zu wenig aufgetragen. Die Schicht ist meist zu dünn. Nur eine wirklich ausreichend eingecremte Haut kann als geschützt gelten. Darüber hinaus sollte das Sonnenschutzmittel 15 bis 30 Minuten vor dem Aufenthalt in der Sonne aufgetragen werden, da es eine Weile dauert, bis es in die obersten Hautschichten eingedrungen ist und einen entsprechenden Schutzfilm gebildet hat. Bei Sport, Spiel und häufigem Baden ist es zudem ungeheuer wichtig, sich öfter einzucremen. Wer sich einmal morgens mit einem hohen UV-Schutzfilter eincremt, kann nicht davon ausgehen, dass er auch den ganzen Tag geschützt ist.

Gibt es Menschen, die keinerlei Muttermale oder Leberflecken haben?

Bei uns selten. Man findet sie wohl bei jedem Menschen, mal mehr, mal weniger. Normalerweise liegen unsere Pigmentzellen einzeln angeordnet in der Basalzellschicht, das heißt der untersten Schicht der Oberhaut. Wenn die Pigmentzellen von diesem Ordnungsprinzip abweichen und nicht einzeln, sondern in größeren Ansammlungen zusammenliegen, kann man dies durch dunkle Flecken an der Haut, eben als Muttermale, sehen. Muttermale können jede erdenkliche Größe haben. Extrem selten können sie sogar ganze Körperregionen, wie den gesamten Rücken, die Beine oder Arme bedecken. Muttermale können angeboren oder erworben sein. Die angeborenen sieht man bereits unmittelbar bei der Geburt oder in den ersten Wochen und Monaten danach. Die erworbenen können zu jedem Zeitpunkt des Lebens auftreten, meistens entstehen sie jedoch im zweiten und dritten Lebensjahrzehnt. Bei einigen Menschen treten auch zeitlebens neue Muttermale auf.

Was genau ist ein Muttermal und was ein Leberfleck? Oder ist es dasselbe?

Die Begriffe Muttermal und Leberfleck werden oft für ein und dasselbe verwendet. Um zu wissen, was genau damit gemeint ist, müssen die beiden Worte zunächst definiert werden. Ein Muttermal in seiner ursprünglichen Bedeutung ist eine gutartige, angeborene Hautveränderung, die dadurch zustande kommt, dass ein bestimmter Zelltyp in der Haut vermehrt oder vermindert vorhanden ist. Das heißt, ein Muttermal entsteht dadurch, dass das reguläre anatomische Ordnungsprinzip der Zellen an einer bestimmten Stelle unserer Haut von der Natur nicht befolgt wurde. Es handelt sich sozusagen um eine Entwicklungsstörung der Haut in der embryonalen Phase. So kann ein Muttermal zum Beispiel durch ein Zuviel oder ein Zuwenig an Pigmentzellen entstehen. Sind es zu viele Pigmentzellen, sprechen wir von einem Pigmentzell-Muttermal, einem so genannten Nävuszellnävus. Ein Muttermal kann aber auch durch ein Zuviel an Äderchen entstehen, also ein Feuermal bilden. Das bedeutet, auch ein Feuermal ist ein Muttermal. Wichtig und beruhigend zu wissen ist, dass Muttermale generell gutartige Hautveränderungen darstellen. Das Wort Leberfleck dagegen ist gar nicht richtig definiert und sollte gemieden werden. Leberflecke sind – wenn Sie so wollen – alle braunen Flecken auf der Haut, egal wodurch sie entstehen.

Leberfleck

Muss man sich um jedes braune Muttermal Sorgen machen?

Nein, man muss sich keine Sorgen machen. Man muss es bloß beobachten. Also: Es gilt, Veränderungen zu registrieren. Das kann jeder selbst oder mit Hilfe des Partners. Und wenn sich eine Veränderung zeigt, dann zum Arzt, aber sofort. Im Übrigen empfehle ich generell, sich regelmäßig beim Hautarzt einem Muttermalcheck zu unterziehen. Dann ist man nach menschlichem Ermessen auf der sicheren Seite. Der Hautarzt geht bei der Beurteilung von Muttermalen nach einem festen Konzept vor. Er beurteilt die Symmetrie, die Ränder sowie unterschiedliche Farbnuancen innerhalb des Muttermals. Dies kann er besonders gut mit dem Auflichtmikroskop, das das Muttermal stark vergrößert darstellt. Muttermale können auch mit Hilfe eines Computers vermessen und eingescannt werden. Dies erleichtert ihre Beurteilung und ermöglicht zudem regelmäßige Vergleiche mit den Vorbefunden.

Wie oft sollte man Muttermale untersuchen lassen?

Die Häufigkeit des Muttermalchecks hängt von mehreren Faktoren ab, wird aber überwiegend vom persönlichen Risikoprofil diktiert. Gibt es zum Beispiel ein Melanom, das heißt einen schwarzen Hautkrebs in der Familie oder hatte der Patient/die Patientin selbst schon einmal ein solches Melanom, oft Sonnenbrände, ist ein heller, sonnenempfindlicher Hauttyp oder gibt es auf der Haut viele oder auffällige Muttermale – dann sollte ein Muttermalcheck mindestens in einjährigen Abständen durchgeführt werden. Hierbei sollte die gesamte Haut angesehen werden, das heißt auch die Kopfhaut und die sichtbaren Schleimhäute. Ist das Risikoprofil gering, weil Vorgeschichte und Hautbefund unauffällig sind, genügen Hautchecks in größeren Abständen, das heißt ich empfehle dann Kontrollen in zwei- bis dreijährigen Intervallen. Bei Patienten, die ein sehr hohes Risiko aufweisen, kann auch eine Kontrolle in sechsmonatigen Abständen erforderlich werden.

Welche Symptome sind beim Muttermal besonders Haut-Alarm verdächtig?

Jede Veränderung in Farbe, Form und Größe ist verdächtig. Auch wenn Muttermale bluten, jucken oder nässen, wird es höchste Zeit.

Kann die Sonnenstrahlung Muttermale verändern?

Oh ja, sie kann! Wer schon als Kind häufig einen Sonnenbrand hatte, muss später damit rechnen, dass Hautzellen leichter entarten als bei Menschen, die stets ausreichend geschützt waren. Dies gilt natürlich auch für die Hautzellen in Muttermalen.

Sind bestimmte Hauttypen besonders gefährdet?

Ja, wer hellhäutig ist und viele Muttermale hat, kann gar nicht vorsichtig genug mit der Sonnenstrahlung umgehen, da er von Hause aus einen nur geringen Eigenschutz hat. Auch hier gilt die genetische Veranlagung. Aber auch die besagt selbst im ungünstigen Fall nicht, dass ein Muttermal unbedingt entarten muss. Kommt zu einer ungünstigen Veranlagung jedoch noch ein hautschädigendes Verhalten, dann ist die Gefahr natürlich größer, dass daraus Krebs entstehen kann.

Wie werden Muttermale heutzutage behandelt?

Muttermale werden nach wie vor chirurgisch behandelt, das heißt sie werden in aller Regel mit einem Skalpell bei lokaler Betäubung herausgeschnitten. Die Wunde wird dann unter der Haut mit einem selbstauflösenden Faden vernäht. Narben muss man deshalb – von wenigen Ausnahmen einmal abgesehen – nicht fürchten.

Kann man Muttermale auch lasern?

Muttermale im engeren Sinne, das heißt solche, die durch Ansammlungen von Pigmentzellen zustande kommen, sollten nicht gelasert werden. Der Laser entfernt das Muttermal möglicherweise nur unvollständig und einzelne Zellen, von denen man nie weiß, ob es die Zellen eines Muttermals waren oder vielleicht die bösartigen Zellen eines Melanoms, verbleiben in der Haut. Wichtig ist auch die Tatsache, dass Muttermale, wenn sie entfernt worden sind, stets mikroskopisch untersucht werden müssen. Nur die mikroskopische Diagnose kann letzte Sicherheit darüber geben, ob ein Pigmentfleck gutartig war, das heißt, ob es sich wirklich um ein Muttermal oder nicht doch um ein Melanom handelte. Die Unterscheidung zwischen einem Muttermal und einem Melanom ist zwar für den erfahrenen Hautarzt in aller Regel durch das bloße Auge gut zu treffen, aber auch ein Hautarzt kann sich irren. Deshalb bringt die mikroskopische Untersuchung des Pigmentflecks Sicherheit für Patienten und Arzt. Zur Lasertherapie von Muttermalen kann ich deshalb nach heutigem Kenntnisstand, von ganz wenigen Ausnahmen einmal abgesehen, nur eines sagen: verboten!

Gibt es überhaupt irgendwelche Pigmentflecken, die gelasert werden dürfen?

Ja, insbesondere bestimmte Formen von Alterswarzen, die so genannten »solaren Lentigines« oder Altersflecken dürfen gelasert werden. Da solche Altersflecken gelegentlich schon im dritten und vierten Lebensjahrzehnt auftreten können, ist das Wort für eine junge Frau natürlich meistens schockierend. Amerikanische Hautärzte sind hier charmanter und sprechen von einem »wisdom spot«. Altersflecken sitzen meist an Handrücken und im Gesicht und sind für den erfahrenen Hautarzt gut zu erkennen. Aber auch hier gibt es Grenzfälle, in denen die Diagnose mit dem bloßen Auge nur schwer zu stellen ist. In diesem Falle sollte vor der Lasertherapie sicherheitshalber immer eine kleine Gewebeprobe von wenigen Millimetern Haut entnommen werden, damit man nach einer mikroskopischen Untersuchung sicher weiß, dass es sich wirklich um eine harmlose Sache handelt.

Entsteht das Melanom, der bösartige schwarze Hautkrebs, in einem Muttermal oder auf vorher gesunder Haut?

In unserer Gegend gehen wir heute davon aus, dass die meisten Melanome primär als Melanome, das heißt auf vorher gesunder Haut entstehen. Etwa 10 bis 20 Prozent der Melanome entstehen jedoch innerhalb eines gutartigen, schon lange vorhandenen Muttermals. Insofern ist es wichtig, alle Muttermale, auch die, die schon seit der Geburt vorhanden sind, regelmäßig zu kontrollieren. Landläufige Meinungen wie zum Beispiel die, dass Muttermale, in denen sich ein Haar befindet, nicht bösartig werden können, sind Unsinn. Es gibt zwar braune Flecken an der Haut, die nie, auch nicht in einhundert Jahren, bösartig werden können. Hierzu zählen zum Beispiel die eben schon erwähnten Altersflecken an Handrücken und Gesicht. Wenn die Ursache eines Leberflecks jedoch eine Ansammlung von Pigmentzellen ist, besteht rein theoretisch immer die Möglichkeit, dass sich ein solcher Fleck im Laufe des Lebens bösartig verändert.

Über Sonnenschutzcremes und deren Wirkung haben wir schon gesprochen. Die Entstehung von Hautkrebs durch zu viel Sonnenstrahlung können diese Mittel aber offenbar nicht zuverlässig verhindern?

Es gilt heute als gesichert, dass das übermäßige und unkontrollierte Sonnenbaden die Zunahme von Hautkrebs nicht nur begünstigt, sondern auch verursacht. Dies gilt bedingt auch für Sonnenbänke, zumindest was die Begünstigung von Hautkrebs anbetrifft. Sonnenschutzmittel sollen uns idealerweise gegenüber UVA- und UVB-Strahlen schützen. Die meisten Sonnenschutzmittel schützen nach wie vor überwiegend vor UVB-Strahlen. Sie schützen uns also vor dem Sonnenbrand, da dieser, wie gesagt, durch UVB-

Strahlen entsteht. Wer UVB-geschützt ist, ist demnach auch relativ gut sonnenbrandgeschützt und kann dadurch auch wesentlich länger in der Sonne bleiben. Während dieses längeren Sonnenaufenthaltes erhält er jedoch auch eine wesentlich höhere UVA-Strahlung, gegen die er durch die meisten auf dem Markt verfügbaren Sonnenschutzmittel nur ungenügend geschützt ist. Insofern könnte das vermehrte Auftreten von Melanomen auf einer übermäßig hohen UVA-Strahlung beruhen, der sich der vermeintlich geschützte Organismus aussetzt.

Was macht das Melanom so gefährlich?

Ein Melanom ist so gefährlich, weil es aggressiv in alle Richtungen wächst und dabei keine Rücksicht auf die gutartige Zellumgebung nimmt. Zusätzlich können einzelne Zellen des Melanoms über den Blut- und Lymphweg in andere Organe gestreut werden, wo sie Tochtergeschwülste – Metastasen – bilden.

Wenn ein solches Melanom festgestellt wird, wie ist dann die Prognose?

Das hängt überwiegend davon ab, zu welchem Zeitpunkt das Melanom diagnostiziert und behandelt wird.

Hat es bereits gestreut oder hat es nicht?

Ja, darauf kommt es an. Patienten mit frühen, auf die Oberhaut begrenzten Melanomen, gelten zum Beispiel nach kompletter Entfernung ihres Melanoms als vollständig geheilt. Da gibt es übrigens einen erfreulichen Trend: Da Melanome immer früher erkannt werden, hat sich die Prognose trotz steigender Krankheitszahlen in den vergangenen Jahren deutlich gebessert.

Wenn der Modeschmuck nach einigen Tagen plötzlich eine entzündete Stelle auf der Haut hinterlässt, dann ...

... spricht man von einer Kontaktallergie oder besser von einem allergisch ausgelösten Kontaktekzem. Das entsteht, wenn sich einzelne Bestandteile des Allergens, wie etwa Nickelteilchen bei Modeschmuck oder einer nickelhaltigen Uhr durch einfaches Abreiben lösen. Was an sich ganz normal ist, was die Haut im Normalfall auch nicht weiter interessiert. Entscheidend dafür, ob der Körper von diesem Nickelteilchen überhaupt Notiz nimmt, sind die so genannten Langerhanszellen in der Oberhaut. Das sind sozusagen die Polizisten der Haut und damit auch des gesamten Organismus. Ein Problem entsteht, wenn diese Langerhanszellen plötzlich das Nickelteilchen als Fremdling identifizieren und anfangen, diesen vermeintlich gefährlichen Fremdling zu bekämpfen.

Kontaktallergie

Ein Vorgang, der sich so oder ähnlich bei jeder Allergie abspielt?

Jede Allergie ist eine übermäßige und krank machende Reaktion unseres Immunsystems gegen harmlose Stoffe von außen. Man kann auch sagen: Der Körper greift zu den Waffen aufgrund einer Fehleinschätzung oder eines Fehlalarms.

Welche Allergieformen können denn überhaupt unterschieden werden?

Genau genommen gibt es mehrere Allergieformen. Die beiden wichtigsten sind jedoch Allergien vom Soforttyp auf

Stoffe wie Gräserpollen, Baumpollen, Tierhaare und Hausstaubmilben sowie Allergien vom verzögerten Typ wie zum Beispiel das eben besprochene allergische Kontaktekzem durch Nickel. Die typischen Symptome der Soforttypallergien sind Heuschnupfen, tränende Augen, Rötungen, Juckreiz, Quaddeln bis hin zu lebensbedrohlicher Atemnot. So kann es beispielsweise passieren, dass ein Katzenallergiker einen Raum betritt, in dem eine Katze ist, und wenige Sekunden später bereits einen Asthmaanfall erleidet. Mitunter können solche Allergien also sehr bedrohliche Formen annehmen und bedürfen einer sofortigen Hilfe.

Und bei der Allergie vom verzögerten Typ …

… treten die Symptome meist – wie der Name schon sagt – verzögert, das heißt erst nach einigen Tagen auf.

Zu Letzterer gehören auch Duftstoffallergien oder Ekzeme nach anhaltender Berührung mit Konservierungsstoffen etwa in Kosmetika?

Eindeutig ja. Genau das sind die häufigsten Kontaktallergien. Und die zeigen sich ja eben nicht nach der ersten Anwendung. Mitunter erst Wochen später, weshalb man ziemlich genau recherchieren muss, was da am Anfang des Immunprozesses der Auslöser war.

Bei Allergien vom Soforttyp vermutet man auch, dass immer mehr Menschen darunter leiden, weil der Mensch keine »natürlichen Feinde« mehr hat. Existiert diese Theorie schon lange?

Diese Theorie besteht seit einigen Jahren. Sie wird auch als Hygienetheorie bezeichnet. Unser Immunsystem kommt nicht fertig auf die Welt, sondern muss in den ersten Jahren nach der Geburt eine Erziehungsphase durchlaufen. Wenn in dieser Phase immunologische Stimuli fehlen, wird das Immunsystem in Richtung Allergie gedrängt.

Und diese immunologischen Stimuli sind …

… Dreck, Bakterien, Würmer, Tierhaare und andere Stoffe. Da Kinder aufgrund einer übertriebenen Hygiene heutzutage kaum noch Kontakt mit solchen Stoffen haben, hat das Immunsystem während der ersten Lebensjahre nicht ausreichend Gelegenheit, den Unterschied zwischen Feind und Freund zu lernen. Oder überhaupt hinreichend beschäftigt zu sein.

Kommt es zur Allergie, weil das Immunsystem sich langweilt?

Überspitzt gesagt ja. Das Immunsystem langweilt sich und fängt an, sich zum Beispiel über Birkenpollen und Katzenhaare aufzuregen. Das ist aber nur einer von vielen Gründen, der erklären könnte, warum wir so häufig mit Allergien zu tun haben.

Zurück zur Kontaktallergie. Was macht die Langerhanszelle mit dem Nickelteilchen, damit der Körper weiß, was er davon zu halten hat?

Die Langerhanszelle verwandelt das Nickelteilchen in eine Form, die der Körper lesen kann. Ohne eine solche Wandlung könnten die Lymphozyten, das sind die Zellen, die von dem Körper in den Kampf geschickt werden, nichts mit den Nickelteilchen anfangen. Wenn die Langerhanszellen nun gleichsam den Falschen verhaften, und da steht plötzlich auf dem bislang fremden, aber bedeutungslosen Stoff »Nickelteilchen, bitte bekämpfen«, dann geht das

Immunsystem mit seinen Kriegern, den Lymphozyten, zum Angriff über. Sinnloserweise.

Eine Kontaktallergie auf Nickel wird aber nicht sofort sichtbar ...

... weil das Immunsystem erst Zeit braucht, um die Lymphozyten für den Kampf auszubilden. Die Lymphozyten werden während ihrer Ausbildung einzig und allein darauf programmiert, gegen Nickel vorzugehen. Deshalb spricht man bei Kontaktallergien auch von einer verzögerten Allergie. Wobei nicht vergessen werden darf, dass es natürlich auch Erkrankungen der Haut durch Kontakt mit bestimmten Stoffen gibt, die nicht auf einer Allergie beruhen. Wir sprechen hier von einer irritativen oder toxischen Dermatitis – also Entzündung der Haut –, die durch die Reizwirkung oder die Giftigkeit eines Stoffes zustande kommt. Zum Beispiel entwickelt jeder Mensch auf Kontakt mit Salzsäure eine toxische Entzündung der Haut. Eine solche Reaktion auf Kontakt mit einer giftigen Substanz ist natürlich nicht allergisch, sondern Folge der giftigen und gewebsschädigenden Wirkung der Salzsäure.

Wie werden diese Allergien behandelt?

Gegen eine Kontaktallergie gibt es nur die Allergenkarenz. Also: Kontaktverbot. Weg von dem Stoff, der die Allergie auslöst. Sonst nichts. Das ist die einzige Möglichkeit. Wir können unserem Organismus nicht beibringen, ein Kontaktallergen wie zum Beispiel Nickel zu tolerieren. Akut behandelt man je nach Schwere des Falls mit antientzündlichen Salben, das heißt meistens kurzfristig mit einer Kortisonsalbe, damit das Ekzem schnell wieder abheilt. Die Sensibilisierung aber bleibt. Das bedeutet, dass man bei erneutem Kontakt mit dem Allergiestoff immer wieder reagiert. Manchmal verliert sich die Allergie im Laufe des Lebens jedoch, vor allem im Alter, weil das Immunsystem dann nicht mehr so in Hab-Acht-Stellung steht.

Kann man nicht auch desensibilisieren?

Bei der verzögerten Allergie nicht. Einige Soforttypallergien, zum Beispiel Heuschnupfen und Hausstaubmilbenallergien, lassen sich dagegen gut durch eine so genannte Desensibilisierung – oder besser Hyposensibilisierung – behandeln. Hierbei wird dem Betroffenen das Allergen regelmäßig in kleinen ansteigenden Dosierungen gespritzt. Bei ca. 60 bis 80 Prozent der Patienten lassen sich damit teilweise eindrucksvolle Besserungen erzielen. In anderen Fällen müssen Medikamente gegeben werden, die die Allergie von innen heraus bekämpfen. Bei schweren Fällen wird mit Kortison und gegebenenfalls auch mit Adrenalin behandelt. Bei leichteren Fällen verordnet man meist so genannte Antihistaminika. Das sind Medikamente, die die Wirkung des Gewebshormons Histamin blockieren, das für viele Symptome einer Soforttypallergie verantwortlich ist.

Nesselfieber: es juckt

Was passiert, wenn sich plötzlich, etwa auf dem Rücken, lauter Quaddeln bilden?

Das ist ein Nesselfieber – man spricht auch von Urticaria. Das Nesselfieber kann Ausdruck einer Allergie sein. Es kann zum Beispiel durch Hautkontakt mit Latex auftreten, wenn eine entsprechende Sensibilisierung gegen Latex vorliegt. Aber es kann auch eine Reaktion der Haut auf eine Entzündung oder Unverträglichkeit sein, die sich an ganz anderer Stelle im Körper abspielt. Deshalb spricht man bei diesen Nesselfieber-Quaddeln auch von einem Symptom. Das Nesselfieber zeigt lediglich einen mehr oder weniger schweren Krankheitsverlauf an, selbst ist es aber keine Erkrankung. Ein entzündeter Zahn, Arzneimittel, ein kranker Magen, Insektengift, Konservierungsstoffe im Kartoffelsalat zum Beispiel, psychische Faktoren oder Kälte und Hitze – oder was auch immer –, all das kann Nesselfieber auslösen. Die Ursache herauszufinden ist manchmal leicht, kann aber auch zur allergrößten Herausforderung werden. Einige Menschen leiden über Jahre immer wieder an Quaddeln, ohne dass sich dabei trotz genauester Untersuchung ein Grund finden lässt.

Welche Therapie empfehlen sie?

Klassischerweise Vermeidung des Kontaktes mit dem auslösenden Stoff – sofern bekannt – sowie die Verordnung eines Antihistaminikums. Das Nesselfieber wird ausgelöst durch die Freisetzung eines Gewebshormons, des Histamins. Nesselfieber entsteht, wenn irgendein Signal oder irgendein Stoff dazu führt, dass dieses Histamin plötzlich in Massen ausgeschüttet wird. Auf der Haut sorgt es dann durch Erweiterung der Blutgefäße für eine Ansammlung von Gewebswasser – die Quaddeln. Es kann aber auch die Bronchien verengen, Nasenschleimhäute anschwellen, Augen tränen lassen und vieles andere mehr. Deshalb werden Antihistaminika nicht nur bei Nesselfieber, sondern auch bei Heuschnupfen und anderen Soforttypallergien eingesetzt, da auch deren Symptome überwiegend durch Histamin verursacht werden. Ein Antihistaminikum blockt die Wirkung von Histamin. Je nach Schweregrad kann ein Nesselfieber auch mit Kortison behandelt werden.

Stichwort Insektenstich: Ein Mensch, der stark allergisch auf Insektenstiche reagiert, muss sich genauso schützen wie jeder andere Allergiker auch?

Allerdings: Entweder er hat immer ein Notfallset bei sich – Antihistamin, Kortison, Adrenalinspritze – oder er unterzieht sich einer so genannten Desensibilisierung, was wir heutzutage als Hyposensibilisierung bezeichnen.

Was man auch bei anderen Allergien vom Soforttyp versuchen kann, was aber …

… selten derart erfolgreich ist, wie bei Insektengift-Allergikern. Nahezu alle Patienten sprechen positiv auf eine solche Behandlung an. Diese Therapie kann man wirklich nur empfehlen.

Kortison: ohne Angst

Kortison: Erst als Allheilmittel gepriesen, später geradezu verteufelt. Ist es richtig, dieses Mittel ohne Bedenken einzusetzen?

Ohne Bedenken nicht. Man sollte sich schon genau darüber im Klaren sein, wo Kortison unbedingt nötig ist und wo man gut darauf verzichten kann.

Und wo braucht man es unbedingt?

Kortison oder topische Kortikoide, wie es in der Medizin heißt, braucht man vor allem bei der Behandlung einer Dermatitis beziehungsweise eines Ekzems. Und zwar bei nahezu allen Formen dieser Erkrankung.

Was ist eine Dermatitis beziehungsweise ein Ekzem und was ist der Unterschied zwischen beiden?

Die Begriffe bezeichnen beide eine Entzündung, deren Auswirkung Ober- und Lederhaut betreffen. Beide Begriffe beschreiben mehr oder weniger ein und dieselbe Erkrankung, nur dass der Begriff »Dermatitis« mehr für akute Entzündungen und der Begriff »Ekzem« mehr für chronische Entzündungen der Haut verwendet wird.

Können Sie Beispiele dafür geben, bei welchen Dermatitis- oder Ekzemformen Kortison angewendet wird?

Kortison

Bei der akuten allergischen Kontaktdermatitis, bei der akuten toxischen Dermatitis und auch bei der münzenförmigen Dermatitis. Bei der Behandlung der Schuppenflechte, der Psoriasis, ist Kortison nicht so geeignet, mit Ausnahme des Befalls der Kopfhaut oder hartnäckiger Stellen, wo Haut auf Haut liegt, zum Beispiel in der Pofalte. Hier kann man kurzfristig Kortisone in mittlerer Wirkungsstärke einsetzen.

Das bedeutet, man braucht erst mal eine genaue Diagnose?

Unbedingt, man kann nicht einfach irgendein Hautleiden mit Kortison behandeln. Denn bei einigen Hautkrankheiten sind Kortikoide völlig fehl am Platze. Da schaden sie. Weiterhin muss man berücksichtigen, welche Körperstelle behandelt werden soll. Die behaarte Kopfhaut sowie Hand- und Fußflächen sind zum Beispiel dick und relativ unempfindlich gegenüber Kortison, wohingegen die Haut etwa in den Leisten oder dem Genitalbereich extrem dünn und daher sehr empfindlich ist.

Aber nirgendwo stören Hautprobleme so sehr wie im Gesicht.

Schon, aber das Gesicht sollte möglichst überhaupt nicht mit Kortison behandelt werden. Da gibt es Alternativen.

Zum Beispiel?

Neben altbewährten Teersalben und anderen Produkten mit antientzündlichen Wirkstoffen sind hier auch die neuen so genannten »Biologics« zu nennen. Das sind kortisonfreie Salben, die bestimmte Ekzemformen durch gezielte Angriffe auf die Entzündungszellen bessern. Diese Therapieformen sind zwar neu und noch nicht ganz ausgereift, die Behandlungserfolge sind jedoch besonders bei der Neurodermitis durchaus ermutigend. Aber: Noch fehlt es an Langzeiterfahrung mit solchen Medikamenten. Und das ist wiederum der große Vorteil des Kortisons: Da wissen wir ziemlich exakt, wo es gut tut, aber wir wissen auch relativ sicher, wann und wo es schadet.

Kortison ja oder nein – hängt das auch vom Alter ab?

In jedem Fall. Bei einem Säugling verabreicht man Kortison extrem zurückhaltend und nur in dringend notwendigen Fällen. Ich füge aber hinzu: Eine falsche Zurückhaltung kann hier dem Kind mehr schaden als nützen. Beim Erwachsenen hingegen gibt es wenig Bedenken gegen eine ärztlich begleitete Therapie mit Kortisonsalben, sofern die Diagnose stimmt.

Wie läuft die Kortisonbehandlung ab?

Die Therapie bei lokaler Anwendung erfolgt absteigend. Man fängt meist mit einer stärkeren Salbe an, um die

Patienten schnell aus dem Schub ihrer Erkrankung herauszuholen, wechselt nach fünf bis sieben Tagen zu einer mittelstarken Salbe und geht dann nach weiteren fünf bis sieben Tagen auf eine schwache Salbe über. Die Stärke der Salbe richtet sich natürlich auch danach, wie ausgeprägt der Befund ist. Sehr ausgeprägte, schwere Befunde werden zunächst immer mit mittelstarken oder starken Salben behandelt, leichte Befunde von vornherein mit schwachen.

Eine Kortisonsalbe für alle Fälle nützt also nichts?

Die kann schon nützlich sein. Aber eine solch undifferenzierte Behandlung ist einfach nicht zweckmäßig. Nur in der Reiseapotheke empfehle ich eine solche Salbe. Hier sollte eine kleine Tube einer mittelstarken Kortisonsalbe mitgeführt werden. Damit können besonders Insektenstiche im Frühstadium hervorragend unter Kontrolle gebracht werden.

Ist nicht der Gewebeschwund, das heißt die bleibende dünne Haut, das Damoklesschwert, das über allen Kortisontherapien hängt?

Zu einem Gewebeschwund oder einer Hautatrophie kommt es glücklicherweise nur nach langen, unkontrollierten und ärztlich häufig nicht begleiteten Anwendungen starker Kortisonsalben. Das heißt im Klartext, dass Kortisonsalben nicht unkritisch angewendet werden dürfen. Bei der fachmännischen Anwendung mit raschem Übergang zur so genannten Intervalltherapie – abwechselnd Kortison und Pflegeprodukte – und dem sparsamen Gebrauch von beidem ist ein Gewebeschwund praktisch ausgeschlossen. Natürlich darf und sollte die Kortisontherapie keine Dauertherapie sein.

Mit welchen unerwünschten Nebenwirkungen muss man noch rechnen?

Neben den Hautatrophien muss sehr selten auch mit einer Allergie gegen Kortisonsalben gerechnet werden. Wenn sich ein Ekzem unter Kortisontherapie verschlechtert, dann könnte es sein, dass der Patient gegen einen Inhaltsstoff dieser Kortisonsalbe allergisch ist. Bei langfristigem Gebrauch kann es außerdem zu einer Erweiterung der kleinen Blutgefäße mit folgender Dauerrötung der Haut kommen. Außerdem kann sich nach einer längeren Kortisonbehandlung ein vermehrter Haarwuchs entwickeln oder eine Akne. Großflächige und lang anhaltende Anwendungen starker Salben können natürlich auch einen entsprechenden Einfluss auf den gesamten Organismus haben.

Viele Menschen haben von solchen Nebenwirkungen gehört, und sie haben deshalb Angst …

… was ich gut verstehen kann. Ich versuche deshalb, meine Patienten sehr genau über Kortison aufzuklären. Beispielsweise: Kortison ist wie ein Messer. Mit einem Messer können Sie sich schneiden, mit einem Messer können Sie aber auch einen Apfel schälen. Dass man sich mit einem Messer schneiden kann, ist kein Grund, alle Messer dieser Welt wegzuwerfen. Kortison ist ein hervorragendes Mittel, das der erfahrene Therapeut je nach Krankheitsbild und Patient/Patientin gezielt einzusetzen vermag. Es gibt keinen Grund für eine pauschale Ablehnung.

In welchen Fällen ist Kortison nicht angebracht?

Eine Kontraindikation sind Pilzinfektionen oder genauer sämtliche Infektionen der Haut durch Keime. Häufig werden diese als Ekzeme fehldiagnostiziert und dann fälschlicherweise mit Kortison behandelt. Dadurch unterdrückt man zwar meist die Entzündung, die diese Infektion begleitet, nicht aber die Infektion. Insbesondere bei Pilzinfektion liegt dann häufig ein Befund vor, der nicht richtig als Pilzinfektion erkannt und infolgedessen auch nicht richtig behandelt wird. Auch sind Kortisonsalben im Gesicht so gut wie immer fehl am Platze. Die Haut des Gesichts reagiert auf Kortison in den ersten Tagen zwar positiv, im Verlauf der Therapie kommt es jedoch immer zu Folgeproblemen, die man dann nicht mehr richtig in den Griff bekommt. Da es inzwischen eine Reihe von guten Alternativen gibt, sollte man im Gesicht generell, von ganz wenigen Ausnahmen abgesehen, auf Kortison verzichten.

Wo ist der Einsatz des milderen Hydrokortisons, das man ohne Rezept in der Apotheke erhält, sinnvoll?

Hydrokortisone sind Kortisone wie alle anderen, nur sind sie wesentlich schwächer. Präparate dieser Art eignen sich für eine kurzfristige Behandlung leichter Ekzemformen oder von Insektenstichen bei Erwachsenen und Kindern.

Nun hört man immer wieder, dass Kortison zwar gut wirkt, die Ekzemherde nach Absetzen von Kortison dennoch meist viel schlimmer zurückkehren. Stimmt das?

Das kann richtig sein. Dabei handelt es sich um das so genannte »Rebound-Phänomen«. Deshalb ist es immer wichtig, Kortison langsam abzusetzen, das heißt auszuschleichen. Wenn die Hautveränderungen abgeklungen sind, sollte die Kortisonsalbe nicht abrupt abgesetzt werden, sondern die Haut sollte noch einige Tage jeden zweiten Tag weiter mit Kortison behandelt werden. Bleibt das Ekzem abgeheilt, sollte die Therapie nur noch jeden dritten und später nur noch jeden vierten Tag fortgeführt werden. Während der kortisonfreien Tage sollte mit einer milden Pflegecreme zwischenbehandelt werden.

Noch einmal zu den neuen Salben, die Ekzeme ähnlich gut bekämpfen wie Kortison. Wie wirken diese »Biologics« genau?

Diese ursprünglich aus Japan stammenden Salben hemmen die Bereitstellung von Botenstoffen, die die Entzündungen »anheizen« und überhaupt erst ermöglichen. Die erste Substanz dieser Art war Tacrolimus. Inzwischen gibt es als weitere Substanz das Pimecrolimus. Diese Salben sind, wie schon erwähnt, besonders bei der Neurodermitis wirksam. Bei Kontaktekzemen und anderen Dermatitis- oder Ekzemformen haben sie sich bisher leider kaum bewährt. Insbesondere spricht auch das Handekzem kaum auf diese neuen Salben an …

… sodass wir auf die bewährten Kortisonsalben leider noch nicht verzichten können?

Vorerst jedenfalls nicht. Alle sind sofort begeistert, wenn von den angeblich gesünderen »Biologics« die Rede ist, da man ja jetzt auf das Kortison verzichten kann. Aber wir wissen noch gar nicht, ob nicht doch Nebenwirkungen damit verbunden sind, die wir nicht wollen. Bei Kortison ist das, wie schon gesagt, anders. Die möglichen Nebenwirkungen sind uns seit 50 Jahren bekannt und bei richtiger Anwendung der Salben treten sie gar nicht erst auf. Im Übrigen stellen sich solche Fragen möglicher Nebenwirkungen natürlich bei jedem neuen Medikament – egal, ob es nun Botenstoffe hemmt, die Ekzeme fördern, oder solche, die die Produktion von Magensäure ankurbeln. Umgekehrt gilt: Mitunter stellen sich bei neuen Medikamenten trotz aller Versuchsreihen Nebenwirkungen auch erst Jahre nach der ursprünglichen Zulassung ein. Kurz: Ich denke, wir müssen in punkto Kortisonersatz noch etwas Geduld haben.

5.
Kleine Sprechstunde

Viele Menschen haben durchaus das eine oder andere Problem mit ihrer Haut. Aber die meisten würden nicht von einer Erkrankung sprechen, wenn Herpesbläschen mal wieder auf der Lippe brennen oder wenn Modeschmuck ein unangenehmes Kontaktekzem hinterlassen hat. Auch wenn derlei Hautprobleme eine richtige Plage sein können: Muss man damit zum Arzt?

Das kommt darauf an. Das Kontaktekzem ist nicht immer eine Kleinigkeit. Da kann es schon sehr sinnvoll sein, den Hautarzt zu fragen. Vielleicht steckt ja auch ganz was anderes dahinter. Die Selbstdiagnose hat enge Grenzen.

Es gibt doch gute Bücher …

… die hilfreich sind, wenn man weiß, worum es geht. Festzustellen, worum es im Einzelfall geht, ist aber Sache des Arztes.

Mitunter kränkelt die Haut aber auch ganz individuell. Die kleine, aber gut sichtbare Warze ist manchem nicht der Rede wert, anderen ein lebenslangen Ärgernis.

In letzterem Fall hilft nur eines: sauber chirurgisch abtragen. Das ist schmerzfrei, dauert nur wenige Sekunden und heilt ohne Narben.

Wie harmlos sind Warzen?

Warzen, die durch menschliche Papillomviren verursacht werden, sind zwar harmlos und können außer der Haut keine weiteren Organe befallen. Dennoch sind sie hartnäckig und ausgesprochen lästig. Sie befallen vorzugsweise Hände und Füße, vor allem die Fußsohlen. An den Händen sitzen sie meist am Handrücken oder um die Fingernägel herum. Sie können einzeln auftreten oder auch Mosaikwarzen in Form von ganzen Warzenbeeten bilden. Meist spürt man sie gar nicht, mit Ausnahme der Dornwarzen unterm Fuß etwa, die richtig stechend schmerzen können und große Beschwerden beim Gehen bereiten. Die Standardtherapie besteht im vorsichtigen Abschälen der Warze, da die Behandlung mit diversen Warzentinkturen häufig enttäuscht. Tinkturen dieser Art können allenfalls sinnvoll sein, wenn die Warze schon fast am Ende ist, das heißt, wenn nur noch kleinste Reste der Warze vorhanden sind.

Stattdessen wird eine Warze erst mal aufgeweicht?

Richtig. Das Abschälen bereitet man am besten mit salizylsäurehaltigen Pflastern vor, die für mehrere Tage auf der Warze verbleiben. Diese Pflaster werden so aufgetragen, dass sie sich auch beim Duschen oder Baden nicht lösen können. Die Warze, die von Haus aus die harte Hornhaut liebt, wird dadurch aufgeweicht und ihre oberen Schichten können regelmäßig, zum Beispiel im Wochenturnus, abgetragen werden. Sollte diese Therapie nicht zum Erfolg führen, können Warzen auch chirurgisch mit einer kurzen lokalen Betäubung oder durch Vereisung entfernt werden. Beide Therapien bieten sich als Alternative an, sofern das wiederholte Abschälen nicht zum Erfolg führt.

In letzter Zeit auf den Markt gekommene Cremes, die das Immunsystem stärken, zum Beispiel Imiquimod, sind für bestimmte Warzen im Genitalbereich und auch für einige frühe Formen von sonnenbedingtem Hautkrebs im Gesicht bei Erwachsenen zwar segensreich, in der Therapie von herkömmlichen Warzen tun sich diese neuen Wirkstoffe jedoch schwer. Deshalb kann ich sie nicht ohne weiteres empfehlen. Wichtig ist, dass man einer Warze konsequent zu Leibe rückt. In welcher Form man das macht, ist eher sekundär.

Kann man solche Warzen nicht auch besprechen?

Bei Kindern – und hier insbesondere bei Handwarzen – hilft interessanterweise häufig die so genannte Suggestivtherapie. Die Warzen werden besprochen, und häufig heilen sie danach von selbst ab. Die Schulmedizin hat dafür bisher keine richtige Erklärung. Wichtig ist natürlich nicht das Besprechen, sondern die Suggestion, die davon ausgeht. Man kann auch nachts einen Apfelbaum im Garten umkreisen – bei Vollmond selbstverständlich – oder andere, ähnlich verrückte Dinge tun, wie etwa die Warze mit einer Schnecke zu berühren. Vor kurzem berichtete mir ein Patient, dass er als Kind mit Warzen übersät war. Ein alter Seemann habe seiner Mutter gesagt, sie müsse mit ihm zusammen bei Vollmond einen Wollfaden in Muttererde begraben, der genauso viele Knoten haben müsste wie das Kind Warzen. Der nächtliche Gang mit seiner Mutter in den Garten zum Vergraben des knotentragenden Wollfadens habe ihn dermaßen beeindruckt, dass tatsächlich alle Warzen vierzehn Tage später verschwunden seien. Eine solche Geschichte ist kein Humbug, ich habe ähnliche Dinge schon hundertmal gehört. Irgendetwas muss also dran sein. Es gibt im Übrigen – vielleicht mit Ausnahme der Gürtelrose – von Tausenden von Hautkrankheiten keine einzige weitere Hautkrankheit, die durch eine solche Suggestivtherapie auch nur ansatzweise zu bessern ist.

Muss man Warzen denn behandeln oder kann man sie auch einfach lassen?

Warzen müssen nicht behandelt werden, sie sollten aber behandelt werden. Zum einen können Warzen im Verlauf erhebliche Beschwerden bereiten, insbesondere die bereits erwähnten Dornwarzen an den Fußsohlen. Zum anderen ist jeder Mensch mit Warzen auch infektiös für sich selbst und seine Umgebung. Warzen können sich beim Patienten selbst vermehren oder auch innerhalb der Familie oder in Schwimmbädern und Hotels leicht übertragen werden. Es ist daher unbedingt zu empfehlen, Warzen gleich von Beginn an zu entfernen, das heißt sie im Keim zu ersticken.

Trockene Haut: fast chronisch

Ab wann ist trockene Haut behandlungsbedürftig?

Bei Austrocknungen der Haut – besonders dann, wenn es bereits zu Austrocknungsekzemen, das heißt zu richtigen Entzündungen der Haut gekommen ist – muss der Hautarzt immer prüfen, welche Ursache der Austrocknung zugrunde liegt: Handelt es sich um eine Austrocknung durch Kälte, überhitzte Räume, zu häufiges Waschen mit Seifen oder Tensiden, eine Austrocknung als Folge der Hautalterung oder gar um eine Veranlagung zur Neurodermitis, bei der die Eigenfettproduktion der Haut von Natur aus eingeschränkt ist? Lässt sich eine Ursache finden, sollte diese – sofern möglich – abgestellt werden, damit die Haut zur Ruhe kommt. In allen anderen Fällen sollten pflegende

Körperlotionen und -cremes zum Einsatz kommen, die reich an Feuchtigkeitsspendern sind. Diese werden am besten gleich nach einer Ganzkörperwäsche aufgetragen, da die Haut zu diesem Zeitpunkt gut befeuchtet, das heißt gut hydriert ist. In diesem Zustand kann sie die pflegenden Lipide besonders leicht aufnehmen. Die wichtigsten Feuchtigkeitsspender sind heutzutage Glyzerin und Harnstoff. In Pflegeprodukten sollte die Konzentration von Harnstoff zwischen fünf und zehn Prozent liegen. Harnstoff ist übrigens nicht mit Harn gleichzusetzen. Bei Harnstoff handelt es sich um ein geruchloses Molekül, das in der Oberhaut die Speicherkapazität für Wasser erhöht und damit dem Austrocknen entgegenwirkt. Auf der kindlichen, beziehungsweise sehr empfindlichen Haut kann Harnstoff auch reizen. In diesen Fällen sollte man diesen Stoff meiden.

Häufig juckt die trockene Haut auch. Basiert dieser Juckreiz auf der Austrocknung oder gibt es andere Ursachen dafür?

Juckreiz

Juckreiz ist eine sehr häufige Beschwerde, mit der ich in meiner Sprechstunde konfrontiert werde. Die Gründe für Juckreiz sind vielschichtig, und eine Austrocknung ist tatsächlich eine der häufigsten Ursachen. Dennoch müssen Ekzemerkrankungen aller Art, inklusive Neurodermitis, Allergien, Nesselfieber, innere Erkrankungen, insbesondere von Leber, Niere und blutbildendem System sowie Stoffwechselerkrankungen wie Diabetes natürlich ausgeschlossen werden. Juckreiz kann so quälend sein, dass er einem nicht nur den Schlaf, sondern auch jegliche Konzentration raubt. Für Menschen, die einen ständigen Juckreiz haben, wird dies zur wichtigsten Sache auf der Welt. Vor der Behandlung steht natürlich immer die Diagnose. Es ist medizinisch nicht zu verantworten, Juckreiz ins Blaue hinein und ohne Ursachenforschung zu behandeln, da sich dahinter gelegentlich auch unschöne Erkrankungen verbergen können. Wenn die trockene Haut gut gepflegt wird und man ansonsten gesund ist, verschwindet der Juckreiz so gut wie immer.

Und wenn er bleibt?

Es ist unwahrscheinlich, dass eine trockene Haut, die mit einer guten und regelmäßigen Pflege wieder ausbalanciert wird, weiter juckt. Bleibt der Juckreiz trotz alledem bestehen, muss weiter nach der Ursache gesucht werden. Auch ein Befall der Haut mit Krätzmilben kann so diskret sein, dass er selbst von einem geübten Auge leicht übersehen wird. Behandelt werden kann auf unterschiedlichste Weise. Natürliches oder künstliches Sonnenlicht kann den Juckreiz oft eindrucksvoll bessern. Zusätzlich sollte man den Pflegecremes das Lokalanästhetikum Polidocanol zusetzen, zum Beispiel kann Polidocanol vom Apotheker in eine Rezeptur eingearbeitet werden oder es wird mit Optiderm-Creme behandelt, die diesen Stoff enthält. Gelegentlich ist der Juckreiz hierdurch gut zu kontrollieren. Die Verwendung von Menthol oder anderen ätherischen Extrakten wirkt zwar kurzfristig kühlend und juckreizstillend, fördert jedoch die Austrocknung und ist damit meistens kontraproduktiv. Bestimmte Formen des Juckreizes lassen sich auch durch die Einnahme eines Antihistaminikums behandeln. Hierbei handelt es sich um ein Medikament, dass die Juckreiz auslösende Wirkung des Gewebshormons Histamin blockiert, das in einigen Fällen die Symptome mit verursacht.

Altersflecken: auf der Hand

Man nennt sie Altersflecken, Mediziner sprechen dagegen von einer ...

... »solaren Lentigo«. Gemeint ist dasselbe. Eine »solare Lentigo« ist eine Sonderform der Alterswarze, die sich nicht wie andere Alterswarzen über das Hautniveau erhebt. Altersflecken sind also flach, gelegentlich vielleicht minimal erhaben. Diese Flecken entwickeln sich nur an den Hautstellen, die häufig der Sonne ausgesetzt waren. Also an den Händen, im Gesicht oder auch im Dekolleté. Niemand bekommt zum Beispiel am Po, der so gut wie nie in die Sonne kommt, eine »solare Lentigo«.

Muss man sich über diese Flecken Sorgen machen?

Nein. Mit einer Einschränkung: Es gibt eine Form des Melanoms, das auch für den Fachmann gelegentlich schwer von einer »solaren Lentigo« zu unterscheiden ist. Wenn also die Flecken durch mehrere unterschiedliche Brauntöne gekennzeichnet sind oder verdächtig aussehen, sollte im Zweifel immer eine Gewebeprobe entnommen und untersucht werden.

Und wenn die Altersflecken kosmetisch stören?

Kein Problem, dann kann man sie mit dem Laser entfernen.

Und dann kann man gleich wieder in die Sonne gehen?

Nein, auf keinen Fall. Nach einer solchen Lasertherapie von solaren Lentigines sollte für die kommenden zwei bis drei Monate eine intensive Sonneneinwirkung vermieden werden. Dort, wo gelasert wird, bildet sich neue Haut. Diese reagiert auf die Sonne ganz anders als die alte Haut der Umgebung, die nicht gelasert wurde. Wenn kein konsequenter Lichtschutz betrieben wird, sind störende und langwierige Pigmentverschiebungen nach einer Lasertherapie vorprogrammiert, da die frisch gelaserte neue Haut in der Sonne immer anders pigmentiert als die nicht gelaserte.

Kann man nur einzelne oder auch viele Altersflecken lasern?

Man kann einzelne und selbstverständlich auch zeitgleich sehr viele Altersflecken lasern. Man muss jedoch wissen, dass dies nicht von der Krankenkasse bezahlt wird. Die Kosten muss jeder selbst tragen, weil es sich hier um eine rein ästhetisch motivierte Therapie handelt. Sie dient nicht der Gesunderhaltung. Dazu wäre sie nicht nötig.

»Stewardessen-Krankheit«: mundherum

Man sagt, Stewardessen litten deshalb so häufig daran, weil sie sich viel in trockener Luft aufhielten und – abgesehen vom Make-up – auch eben dazu neigten, sehr viele Hautpflegeprodukte anzuwenden. Mit dem Ergebnis: lauter kleine Pickelchen oder Ausschlag rund um den Mund herum.

In der Tat handelt es sich bei dieser so genannten perioralen Dermatitis oder Mundrose um eine sehr häufige, akneartige Hautveränderung, die sich durch das Auftreten zahlreicher kleiner Rötungen und Pickelchen in der Mundregion zeigt. Da sie ursprünglich häufig bei Stewardessen beobachtet wurde, wurde sie auch unter dem Namen Stewardessen-Krankheit bekannt, obwohl es zwischen einer

Stewardess und dieser Hautveränderung natürlich keine kausale Verknüpfung gibt. Diese Dermatitis entsteht in der Regel durch zu viel Pflege. Gelegentlich kommt es dann im Verlauf zu ungewöhnlichen Hautkeimen, die die Region zusätzlich besiedeln. Das Problem zeigt sich zum Beispiel bei Frauen, die ständig eine Tagescreme in der Tasche haben und glauben, die Gesichtshaut müsse dauernd gesalbt werden, damit sie gesund bleibt.

Sieht man die periorale Dermatitis nur um den Mund herum?

Meistens ja, dennoch kann die periorale Dermatitis auch in andere Gesichtsregionen »verrutschen«. Wir sehen sie gelegentlich auch am Unterlid in der Nähe des seitlichen Augenwinkels oder an den Nasenflügeln.

Wenn es des Guten zu viel war, dann nimmt man Kortison, damit die Haut wieder zum Normalzustand zurückfindet?

Nein, Kortison kann zwar die periorale Dermatitis für kurze Zeit bessern, Kortison selbst kann jedoch auch Ursache der perioralen Dermatitis sein oder diese langfristig verschleiern und verschlimmern. Kurz: Kortison ist in diesem Fall eine völlig falsche Wahl. Das eigentliche Problem bleibt die bereits erwähnte üppige Pflege. Also: erst einmal weg mit den Pflegecremes. Das Gesicht wird nur noch mit Wasser gewaschen, dazu gibt es allenfalls morgens eine leichte Emulsion auf Wasserbasis, der eventuell ein mildes Hautantibiotikum wie Erythromycin zugesetzt werden kann. Ansonsten sage ich meinen Patientinnen immer, dass es ab jetzt für die Haut eine »Null-Diät« gibt. Das heißt keinerlei Pflege. In diesen Fällen heilen die Hautveränderungen meist innerhalb von wenigen Wochen problemlos ab.

Die Patientinnen wollen aber immer eine möglichst reichhaltige Pflege, oder?

Ja, ihnen leuchtet meine Empfehlung natürlich zunächst nicht ein. Sie wollen alle möglichst viel Fett auf die Haut geben, da sie glauben, eine periorale Dermatitis würde hierdurch besonders schnell abheilen. Genau das Gegenteil ist der Fall. Gelegentlich verschlechtert sich die periorale Dermatitis auch kurzfristig nach Einleitung der erforderlichen Therapie. Insbesondere dann, wenn Kortisonsalben im Einsatz waren. Auch dann ist es besonders wichtig, keinen Millimeter vom Pfad der Tugend – der Null-Diät für die Haut – abzuweichen.

Und bei chronischem Verlauf?

Wenn die periorale Dermatitis bereits chronisch ist, wird die Therapie schwerer. Das Konzept bleibt aber das gleiche. Zusätzlich kann in diesen Fällen kurzfristig, das heißt für zwei bis vier Wochen, das Antibiotikum Tetracyclin – beziehungsweise besser noch sein Abkömmling Minocyclin – eingenommen werden. Dies beschleunigt die Abheilung.

Kann Make-up eine solche »mundherum-Dermatitis« verstärken?

Durchaus. Make-up liegt meist in einer so genannten Wasser-in-Öl-Emulsion vor. Zusammensetzungen dieser Art müssen bei einer perioralen Dermatitis unbedingt gemieden werden. In diesen Fällen ist es besser, ein ölfreies Make-up auf Wasserbasis anzuwenden.

Nach der Abheilung kann die altbewährte Pflege wieder aufgenommen werden?

Ungern, denn irgendein Problem muss es ja gegeben haben. Die normale Pflege der Haut nach Abheilung einer perioralen Dermatitis sollte sehr vorsichtig und zurückhaltend eingeleitet werden. Am besten nach dem Motto: weniger ist mehr.

Äderchen: sichtbar

Erweiterte Äderchen im Gesicht zeigen sich oft rund um die Nase oder auf den Wangen. Muss man sich darüber Sorgen machen?

Überhaupt nicht. Gesundheitlich sind diese Äderchen überhaupt kein Problem.

Aber ästhetisch können sie stören.

Eben, deshalb kann man sie auch entfernen, was heutzutage dank des Lasers überaus erfolgreich ist. Und hier ist der Laser auch die einzig richtige Methode, die empfohlen werden kann.

Was ist mit den so genannten Besenreisern an Oberschenkeln, an Knien oder an den Knöcheln? Auch ein Fall für den Laser?

Kleine erweiterte Venenverästelungen, die so genannten Besenreiser-Varizen, am Bein sollten besser verödet werden. Die Lasertherapie wird zwar angepriesen, hat sich bei der Behandlung von kleinen Krampfadern bisher jedoch nicht bewährt. Sie hinterlässt häufig Narben. Eine Ausnahme sind minimale kleinste hellrote Venenverästelungen, die auf der Hautoberfläche liegen. Diese können manchmal auch mit dem Laser befriedigend behandelt werden, besonders am Oberschenkel. Eine wichtige Faustregel zur Lasertherapie von Gefäßen an der Haut ist die folgende: Je weiter unten am Körper die zu behandelnden Adern liegen, desto schlechter funktioniert die Lasertherapie. So ist zum Beispiel das Lasern von kleinen Äderchen im Gesicht eine exzellente Behandlungsmöglichkeit, in der Knöchelregion jedoch eine schlechte.

Nebenbei: Bei großen Krampfadern wird nach wie vor die ganze Vene herausgezogen beziehungsweise herausoperiert?

Meistens ja. Die klassische Operationsmethode ist immer noch das Herausziehen der gesamten Vene, das so genannte »Stripping« nach Babcock. Mittlerweile gibt es jedoch eine neue Operationsmethode, bei der die gesamte Vene mit der Radiowellentherapie verödet wird. Diese Methode führt zu exzellenten funktionellen und kosmetischen Ergebnissen ohne Narbenbildung.

Gesichter: blühend

Irgendwann im dritten, vierten oder fünften Lebensjahrzehnt kann das Gesicht plötzlich anfangen zu blühen – egal ob Frau oder Mann: Knötchen, Rötungen an Nasenrücken, Stirn und Wangen oder bei Männern die gefürchtete Knollennase. Rosacea sagt der Arzt dazu, was nett klingt, aber gar nicht nett ist?

Hierbei handelt es sich um Veränderungen der Gesichtshaut, die einer Akne sehr nahe stehen, aber keine Akne sind. Die Rosacea zeigt sich mit kleinen Eiterstippchen und Knötchen in der Mitte des Gesichts. Das Wichtigste an der Rosacea ist die rasche Diagnosenstellung, dann kann zügig und effektiv behandelt werden.

Und die berühmte Knollennase?

Das ist ein extrem seltener Auswuchs der Rosacea, der Patienten leider immer wieder unnötig verängstigt. Wer heute in das Internet geht und unter dem Suchwort »Rosacea« nachschaut, wird natürlich immer auf eine solche Knollennase stoßen. Glücklicherweise zeigt sich die Rosacea in 99,9 Prozent aller Fälle ohne diese Wucherungen.

Die Rosacea zeigt sich meistens als Dauerrötung?

Richtig. Eine Dauerrötung im Gesicht, die durch Sonne, scharfe Speisen, Alkohol, hohe Temperaturen und körperliche Aktivität provoziert beziehungsweise verstärkt wird. Im Volksmund wird dies auch als Couperose bezeichnet. Ob es sich dabei um die frühe Form einer Rosacea oder um ein eigenes Krankheitsbild handelt, ist unklar. In jedem Fall wird die Dauerröte im Gesicht durch kleine erweiterte Äderchen in der Lederhaut hervorgerufen. Bei vielen Patienten verbleibt die Rosacea zeitlebens in diesem Stadium. Bei anderen wiederum treten aber im Verlauf akneartige Knötchen und Pusteln hinzu.

Und wie wird behandelt?

Die Couperose wird durch Vermeidung begünstigender Faktoren, durch Lasertherapien, hohen und sehr konsequenten UV-Schutz sowie abdeckende Cremes behandelt. Liegt eine Rosacea mit Knötchen und Eiterstippchen vor, wird mit Antibiotikasalben sowie Tabletten behandelt. Außerdem werden antientzündliche Masken aufgelegt. Die regelmäßige Anwendung solcher Masken führt zu hervorragenden und kosmetisch sehr befriedigenden Ergebnissen. Wichtig ist jedoch, dass die manuellen Therapien zur Behandlung einer Rosacea von einer sehr fachkundigen Kosmetikerin angewandt werden, die unter Aufsicht eines Dermatologen arbeitet. Sollten die Hautveränderungen trotz allem nicht auf die beschriebenen Therapien ansprechen, kann auch eine innerliche Therapie mit Vitamin-A-Säure-Abkömmlingen erwogen werden. Prinzipiell gilt aber, dass die Rosacea ein sehr gut zu kontrollierendes Krankheitsbild ist und Patientinnen sowie Patienten durch die richtige Therapie so gut wie immer erscheinungsfrei werden.

Augenbrauen: schuppend

Manchmal sieht man schuppige Rötungen im Gesicht, besonders an den Augenbrauen, die zwar nicht jucken, aber dennoch unschön sind. Was ist die Ursache?

Eine Hautveränderung, bei der man typischerweise schuppige Rötungen an der seitlichen Nase, in und zwischen den Augenbrauen sowie gelegentlich auch in den Falten zwischen Nasenflügel und Mundwinkeln, den Nasolabialfalten, sieht, ist die seborrhoische Dermatitis. Sie tritt zwar häufiger bei Männern auf, findet sich jedoch auch bei Frauen.

Durch falsche Hautpflege?

Nein, mit einer falschen Hautpflege hat das eher nichts zu tun. Die seborrhoische Dermatitis ist eine Hautveränderung, die der Schuppenflechte nahe steht. Sie tritt typischerweise dort auf, wo man eine hohe Talgdrüsenaktivität vorfindet. Ein Mitverursacher ist ein Hefepilz, den jeder Mensch mehr oder weniger als »normalen Bewohner« in den Öffnungen seiner Haarfollikel vorfindet. Dieser Pilz, Pityrosporum ovale, kann leicht mit Terzolin-Creme behandelt werden. In diesen Fällen heilt er oft problemlos ab. Alternativ können dermatologische Spezialrezepturen angewendet werden, die auch hartnäckige Fälle unter Kontrolle bringen.

Einige Frauen haben keine seborrhoische Dermatitis, leiden aber dennoch an einem ständig öligen und fettglänzenden Gesicht.

Wir bezeichnen dies als Seborrhoe, das heißt eine kontinuierlich hohe Talgproduktion. Die Seborrhoe beruht auf besonders aktiven Talgdrüsen. Da diese primär in der T-Zone, das heißt Stirn und Gesichtsmitte lokalisiert sind, ist der Hautglanz hier besonders sichtbar. Sollte eine entsprechende Pflege mit gründlicher Reinigung, besonders leichten Emulsionen, mattierten Foundations und Puder keine Abhilfe schaffen, kann – sofern ein hoher Leidensdruck entsteht – auch über eine innere Therapie mit Vitamin-A-Säure-Abkömmlingen nachgedacht werden.

Wie sieht diese aus?

Eine solche Therapie besteht in der mehrmonatigen Einnahme von niedrig dosiertem Isotretinoin. Dieses Medikament hemmt die Talgdrüsenaktivität, normalisiert dadurch den Talgfluss und führt meist zu einem sehr befriedigenden Ergebnis. Wichtig ist jedoch, dass eine solche Therapie ärztlich eingeleitet und konsequent begleitet wird. Der Wirkstoff entfaltet nicht nur erwünschte, sondern möglicherweise auch unerwünschte Wirkungen, sodass die Therapie gut kontrolliert werden muss.

Farblos: stellenweise

An irgendeiner Stelle des Körpers ist die Haut plötzlich farblos. Manchmal ist es nur einer, manchmal sind es auch viele kleine Flecken. Warum?

Zum Beispiel kann es sich unter anderem – sofern die Stellen am Oberkörper lokalisiert sind – um eine Pilzerkrankung handeln, die wir auch als »Schwitzpilz« bezeichnen. Dieser Pilz zeigt sich im Sommer, wenn die Haut etwas gebräunt ist, mit einigen oder vielen hellen Flecken, meist in der Brust- und Rückenregion. Im Winter, wenn die Haut hell ist, sind die von Pilz befallenen Hautstellen eher dunkel. Das heißt, der Pilz kann seine Farbe wechseln. Behandelt wird äußerlich mit gängigen Pilzmitteln, am besten ergänzt durch eine zusätzliche Einnahme dieser Mittel. Auch die Kopfhaut muss berücksichtigt werden, weil dort die meisten Pilze angesiedelt sind. Bei dieser Hautveränderung kommt es sehr häufig zu Rückfällen. Eine konsequente Therapie ist deshalb besonders wichtig.

Gibt es noch andere Ursachen?

Weißflecken

Man sieht gelegentlich weiße Flecken in Gesichts-, Schulter- und Armregion, die allein durch trockene Hautstellen hervorgerufen werden. Hier kommt es aufgrund einer vermehrten Schuppung – die mit dem bloßen Auge oft nicht zu sehen ist – zu einer geringeren UV-Bräunung als in der Umgebung. Die Folge ist, dass helle Flecken auf der Haut entstehen, die harmlos sind, aber dennoch Besorgnis erregend aussehen können. Behandelt wird mit pflegenden Salben, die Urea, das heißt Harnstoff in fünf bis zehnprozentiger Konzentration enthalten. Konsequent eingecremt, heilen die hellen Stellen im Verlauf von Wochen und Monaten problemlos ab, insbesondere, wenn die Sonnenbräune schwindet.

Was ist mit der Weißflecken-Krankheit?

Die Weißflecken-Krankheit bezeichnen wir auch als Vitiligo. Hierbei handelt es sich um weißliche Flecken, die häufig auch zu großen depigmentierten Flächen zusammenlaufen. Zunächst einmal ist die Haut nur etwas heller, im Verlauf kann die Aufhellung jedoch so weit gehen, dass ein nahezu porzellanweißer Fleck mit scharfer Randbegrenzung entsteht. Die Vitiligo kann Menschen in jedem Alter befallen, nicht selten tritt sie schon im Kindesalter auf. Oft zeigen sich die ersten Flecken im Gesicht und hier insbesondere an den Augen.

Schreitet eine solche Vitiligo immer fort?

Nein, der Verlauf einer Vitiligo ist im Einzelfall überhaupt nicht vorhersagbar. Es kann sein, dass der Patient oder die Patientin zeitlebens nur eine einzige kleine Stelle hat, bei anderen schreiten die Depigmentierungen unaufhörlich weiter. Die Vitiligo betrifft etwa ein Prozent der Weltbevölkerung. Sie tritt bei beiden Geschlechtern gleich häufig auf und findet sich bei Bewohnern aller geographischen Regionen unserer Erde. Eine spontane Repigmentierung kann auftreten, ist jedoch eher selten.

Kennt man die Ursache?

Die Vitiligo entsteht durch den Verlust der Melanozyten, das heißt der pigmentbildenden Zellen in unserer Oberhaut. Warum es zu diesem Verlust kommt, ist unbekannt. Es gibt zahlreiche Theorien. Die meisten Wissenschaftler vermuten, dass der Körper selbst mit seinem Immunsystem seine eigenen Melanozyten zerstört. Man spricht hier von einer Autoimmunreaktion.

Kann man eine solche Vitiligo behandeln?

Der Leidensdruck bei einer Vitiligo ist meistens erheblich, insbesondere, wenn diese bei jüngeren Menschen an sichtbaren Stellen auftritt. Leider ist die Behandlung schwierig und langwierig. Am besten hat sich nach meiner Einschätzung die Behandlung mit künstlichem UVB-Licht bewährt. Hierbei wird über mehrere Monate täglich mit einem bestimmten Wellenlängen-Spektrum von UVB – 311 Nanometer – behandelt. Leider sprechen nur etwa 30 Prozent der Fälle auf die Therapie an, dort wirkt sie dann aber gut. Man kann Vitiligo-Herde natürlich hervorragend durch ein Camouflage abdecken. Es gibt Produkte, die kosmetisch sehr akzeptabel und wasserfest sind, sodass die Abdeckung auch einen Schwimmbadbesuch übersteht.

Herpes: simplex

Es scheint unendlich viele Menschen zu geben, die gelegentlich von diesen äußerst lästigen Bläschen in der Lippenregion befallen werden.

Lippenherpes entsteht bei einer Infektion durch das Herpes-simplex-Virus, das circa 80 Prozent aller Menschen in sich tragen. Wir kommen meist schon in frühen Jahren mit diesem Virus in Kontakt, bilden Antikörper und werden im Laufe unseres Lebens nicht weiter davon behelligt. Nur bei einigen wenigen von diesen 80 Prozent kommt es hin und wieder zum Ausbrechen des Herpes. Häufig bei starkem Sonnenlicht, zum Beispiel im Skiurlaub oder bei fiebrigen Erkältungskrankheiten, daher spricht man auch von Fieberbläschen.

Was hat Herpes mit der Sonne zu tun?

Sonnenlicht schwächt das Immunsystem. Und eine minimale Schwächung des Immunsystems genügt bei einigen Menschen offensichtlich schon, um ihren Herpes zu aktivieren.

Nun tritt der Ausbruch eines Herpes natürlich immer zum unmöglichsten aller Zeitpunkte auf. Was kann man machen, um einen aufgetretenen Herpes möglichst schnell zur Abheilung zu bringen?

Die effektivste Therapie besteht in einer sofortigen Einnahme von Anti-Herpes-Tabletten. Diese sollten nach Möglichkeit schon vor Ausbruch des Herpes eingenommen werden. Oft ist es ja so, dass man bereits ein bis zwei Tage vorher ein leichtes Kribbeln oder ein Stechen in der Lippe verspürt. Zu diesem Zeitpunkt sollte die Therapie sofort beginnen. Die besten und längsten Erfahrungen existieren mit Aciclovir, das in einer Dosis von fünfmal 200 Milligramm je Tag über fünf bis sieben Tage eingenommen wird. Zusätzlich wird lokal mit einer Anti-Herpes-Salbe behandelt. Hier kann ebenfalls Aciclovir zum Einsatz kommen, wobei es aber auch neue Lokaltherapeutika gibt, die genauso effektiv oder möglicherweise noch besser wirken. Durch eine solche Therapie kann man das Auftreten des Herpes zwar nicht verhindern, er heilt jedoch meist viel schneller ab.

Lippenbläschen

Gibt es keine guten Hausmittel, zum Beispiel Zahnpasta?

Das hört man in der Tat häufig. Hier ist es natürlich nicht die Zahnpasta, die wirkt, sondern die Paste, die die Bläschen austrocknet. Außerdem reizen Aromastoffe wie zum Beispiel Menthol die entzündete Haut zusätzlich. Kurz: Zahnpasta ist nicht geeignet.

Kann man mit hoher Wahrscheinlichkeit verhindern, dass ein Herpes zu einem bestimmten Zeitpunkt auftritt?

Wenn ein Herpes sicher verhindert werden soll, zum Beispiel während eines Skiurlaubs oder vor einem wichtigen Termin, kann man sicherheitshalber morgens und abends eine Tablette Aciclovir à 200 Milligramm einnehmen. Eine solche »Unterdrückungstherapie« empfehlen wir zum Beispiel Schauspielern, die an ganz bestimmten Drehtagen auf gar keinen Fall mit einem Herpes auf dem Set erscheinen dürfen.

Und das hilft?

Eine solche Therapie ist hochwirksam. Ich kann mich an keinen einzigen Therapieversager in den vergangenen Jahren erinnern.

Was machen die Menschen, bei denen so viele Herpes-Episoden im Jahr vorkommen, dass sich alter und neuer Herpes gleichsam begegnen?

Auch hier empfehle ich eine Suppressions-, das heißt Unterdrückungstherapie. Mein Konzept ist, Patientinnen und Patienten, die an acht oder mehr Herpes-Episoden pro Jahr erkranken, eine Dauertherapie mit Aciclovir zu empfehlen. Dabei nehmen sie in den ersten sechs Wochen zwei Tabletten, in den folgenden sechs Wochen nur eine Tablette à 200 Milligramm täglich. Sollte während der dreimonatigen Behandlung kein Herpes aufgetreten sein, kann die Dosis weiter auf jeden zweiten Tag eine vermindert werden. Hierdurch verliert der Herpes häufig sein »Gedächtnis«, und bei vielen Patientinnen und Patienten kommt es tatsächlich zu einer anhaltenden Besserung ihrer Beschwerden. Wichtig ist jedoch, dass jede ungewöhnliche Herpes-Erkrankung ärztlich gesichert und beurteilt wird, da es zu unschönen Komplikationen bei einer Herpes-Infektion kommen kann. Das ist zum Glück zwar selten, kommt aber vor. Dies gilt insbesondere für Herpes-Erkrankungen während der Schwangerschaft. Hier sind gerade um den Geburtstermin herum unbedingt Vorsichtsmaßnahmen zu ergreifen.

Gibt es keine Impfung gegen diese lästigen, immer wiederkehrenden Herpesviren?

Nein, leider gibt es bisher keine Möglichkeit, sie wegzuimpfen. Die Forschung auf diesem Gebiet wird jedoch sehr intensiv vorangetrieben, sodass zu hoffen ist, dass wir in den nächsten Jahren über ein wirksames Impfkonzept verfügen.

Raue Lippen: immer wieder

Man liest immer von Honig, der raue Lippen wieder geschmeidig mache, oder gar Melkfett oder Vaseline. Hilft das wirklich?

Melkfett auf den Lippen? Ich weiß, dass viele Menschen diese so genannten Naturmittel gerne anwenden. Auch von Einbalsamierungen mit Honig habe ich schon gehört.

Wenn ich Melkfett höre, denke ich immer an Kontaktallergien, da Melkfett aus allergologischer Sicht nicht unbedenklich ist. Für den einen oder anderen mag Melkfett funktionieren. Da Sie mir als Drittes noch Vaseline anbieten, würde ich, wenn ich wählen dürfte, dieser den Vorzug geben. Vaseline lässt sich zwar nur schwer abwaschen, macht jedoch keine Allergien und pflegt die Lippen hervorragend.

Müssen trockene Lippen überhaupt besonders gepflegt werden?

Da gibt es keinen allgemein gültigen Fahrplan. Trockene Lippen kann es im Rahmen einer Neurodermitis, einer Kontaktallergie oder auch durch äußere Einflüsse wie Kälte oder trockene Luft geben. Auch eine langjährige hohe Sonneneinwirkung kann zu dauerhaft trockenen Lippen mit kleinen, festsitzenden Schuppenauflagerungen führen. Gelegentlich gibt es auch Menschen, die ohne erkennbare Ursache über Jahre trockene, spröde und aufgesprungene Lippen haben, man nennt das eine Cheilitis simplex.

Was empfehlen Sie?

Im Falle einer Allergie oder einer Neurodermitis empfehle ich – sofern möglich – eine Allergenkarenz oder die Behandlung der Grunderkrankung. Im Falle einer Austrocknung der Lippen durch Kälte oder sonstige Umweltbedingungen empfehle ich eine kurzfristig intensivierte Pflege. Im Falle einer jahrelangen Sonneneinwirkung kann eine Lasertherapie erforderlich sein, am besten nach vorheriger feingeweblicher Untersuchung. Bei der Cheilitis simplex versuche ich in einem sehr eingehenden Gespräch herauszufinden, was die Ursache sein könnte, denn es gibt seltene internistische Erkrankungen, die damit einhergehen können. So etwas muss natürlich sicher ausgeschlossen werden. Im Übrigen basieren ständig trockene Lippen häufig auf der Angewohnheit, die Lippen immer wieder zu befeuchten. Dies führt zwar in den wenigen Minuten, in denen die Lippen feucht sind, zu einer Linderung der Beschwerden, das Problem schaukelt sich jedoch hoch. Ständig mit Speichel befeuchtete Lippen werden im Verlauf immer trockener.

Lippenpflege

Überpflege kann das Problem trockener Lippen auch hervorrufen?

Bei der Überpflege, bei der zum Beispiel pausenlos ein Fettstift für die Lippe im Einsatz ist, kommt es zu einer Verschiebung des Hautpflegeempfindens, das heißt der Sensitivität. Menschen, die ihre Lippen immer fetten, entwickeln im Verlauf einen extrem hohen Anspruch, wie sich Lippen anfühlen sollten, nämlich immer weich. Wenn dann die Pflege für einige Stunden nicht angewendet wird, werden die Lippen als besonders rau und ungepflegt empfunden, obwohl dies objektiv nicht der Fall ist.

Was raten Sie?

Ich rate, den übermäßigen Gebrauch an Lippenpflege ganz fein dosiert herabzusetzen, das heißt sich mit den Pflegepräparaten richtiggehend herauszuschleichen, damit man nicht zum »Lippenpflege-Junkie« wird.

6. Die Mutter-Haut

Schwangerschaft hat verschiedene Gesichter: Manchmal ein Gesicht voller Kraft, ein rosiger Teint, Leben pur; manchmal das Gegenteil: Akne, Haarausfall – gestresste Haut. Warum?

Warum einmal so, einmal anders, das kann niemand sagen. Da spielt offenbar die Veranlagung eine große Rolle. Mitunter zeigen sich Hautprobleme, die latent vorhanden sind, auch erst in der Schwangerschaft. Was sich hier abspielt, ist so komplex, dass eben auch individuell sehr unterschiedliche Reaktionen ausgelöst werden können. Frauen, die ein Kind erwarten, erleben zunächst, wie der Hormonhaushalt sich völlig neu organisiert. Mit einem klaren Ziel: Zum Wohl des Kindes.

Auch zum Wohl der Mutter?

Ja, in der Regel auch zum Wohl der Mutter. Meist ist es so, dass die Schwangerschaft zwar die eine oder andere Spur hinterlässt, dass sich die Beschaffenheit der Haut aber eher verbessert als verschlechtert. Da gibt es ein erstaunliches Phänomen, dessen Ursache bisher unbekannt ist. Es gibt zum Beispiel Frauen, die ihr Leben lang eine Schuppenflechte oder eine Neurodermitis haben. Dann werden sie schwanger, und für den Rest ihres Lebens haben sie nie wieder auch nur eine einzige Stelle. Andere Frauen wiederum haben ihr ganzes Leben lang eine perfekte Haut gehabt. Kaum sind sie schwanger, bricht bei ihnen eine Schuppenflechte oder eine Neurodermitis aus, die sie nicht wieder loswerden. Das heißt, die Haut kann sich während einer Schwangerschaft und auch in den Jahren danach in völlig unterschiedliche Richtungen entwickeln.

Die Hormone strömen gleichsam potenziert durch den Körper?

Richtig: Östrogen und die Hormone der Plazenta beeinflussen den gesamten Körper und insbesondere die Haut sehr. Man kann sich vorstellen, dass die Haut plötzlich einen völlig anderen biochemischen Speiseplan vorfindet. Es gibt eine Wissenschaft, die Endokrinologie, die Lehre von den Hormonen, die unter anderem auch herauszufinden versucht, warum die Haut werdende Mütter im einen Fall strahlend leicht und im anderen eher bedrückt in den Spiegel schauen lässt.

Ergebnis?

Unter der Wirkung von Östrogenen und Schwangerschaftshormonen unterliegt die Haut Einflüssen, die sie vitalisieren und schön machen. Östrogene unterstützen das Bindegewebe und fördern dadurch die Festigkeit der Lederhaut. Hiervon profitiert natürlich das gesamte Hautbild. Dies ist aber leider nicht immer so, das heißt, es gibt Ausnahmen.

Muttermale werden häufig während der Schwangerschaft dunkler …

… mitunter kommen auch neue hinzu. Nicht selten sind auch verstärkte Pigmentierungen der Brustwarzen und eine bräunliche Linie zwischen Bauchnabel und Schamregion. All diese Schwangerschaftspigmentierungen sind harmlos und klingen nach der Geburt wieder ab. Früher dachte man auch, dass einige Muttermale sich während der Schwangerschaft unter dem Einfluss von Östrogenen zu einem Melanom weiterentwickeln können. Dies hat sich in zahlreichen wissenschaftlichen Studien als falsch erwiesen. Die Schwangerschaft übt keinen negativen Einfluss auf das Pigmentsystem aus, auch wenn dieses vorübergehend aktiver ist. Inzwischen ist auch absolut klar, dass eine Schwangerschaft das Risiko für ein Wiederaufflammen einer alten oder auch für eine neue Melanomerkrankung nicht erhöht. Frauen, die einmal ein Melanom hatten, das durch eine Therapie ausgeheilt ist, können also unbesorgt schwanger werden.

Von Zeit zu Zeit sieht man schwangere Frauen, die eine maskenartige braune Verfärbung im Gesicht haben.

Eine solche Pigmentierung der Gesichtshaut – gelegentlich auch Schwangerschaftsmaske genannt – bezeichnen wir als Chloasma oder als Melasma. Es kommt zu einer bräunlichen Verfärbung zentraler Gesichtsareale wie Stirn und sehr häufig auch der Wangen- und Jochbeinregion. Meist tritt ein Chloasma während der Schwangerschaft auf. Aber auch Hormone, wie zum Beispiel die Einnahme einer Antibabypille, können bei jungen Frauen ein Chloasma verursachen, sofern sie eine genetische Veranlagung dazu haben.

Spielt auch die Sonne eine Rolle?

Die Sonne ist ein ganz wichtiger Mitverursacher eines Chloasmas. Ohne sie treten die dunklen Verfärbungen der Haut nicht auf. Beim Chloasma ist die Zahl der Pigmentzellen zwar nicht vergrößert, sie sind jedoch aktiver und produzieren mehr Pigment, das dann auch vermehrt in den Zellen der Oberhaut gespeichert wird. Wenn die Veranlagung für ein Chloasma vorhanden ist, genügen offenbar geringe UV-Lichtmengen, um diese Symptome hervorzurufen.

Können auch Frauen, die weder die Antibabypille einnehmen noch schwanger sind, ein Chloasma entwickeln?

Ja, auch das gibt es. Gelegentlich kommt es allein aufgrund einer hohen körpereigenen Östrogenaktivität zum Auftreten eines Chloasmas. Die Sonne ist immer mehr oder weniger mit im Spiel, auch wenn dies abgestritten wird. Bei jedem Aufenthalt im Freien – sogar wenn der Himmel bewölkt ist – kann eine erhebliche UV-Lichtkonzentration auf die Haut gelangen.

Manchmal sieht man ebenfalls großflächige Pigmentablagerungen an den Unterarmen, Oberarmen und in der Schulterregionen. Ist das auch ein Chloasma?

Das Chloasma ist prinzipiell im Gesicht lokalisiert, kann jedoch gelegentlich auch angrenzende Areale wie Hals, Nacken sowie die Unter- und Oberarme befallen. An den Armen sind meist die Streckseiten betroffen. Diese Form des Chloasmas wird häufig durch parfümierte Bodylotions oder Körpercremes verursacht, die zeitgleich mit Sonnenlichteinwirkung aufgetragen werden.

Und wie behandeln Sie das Chloasma?

Wenn das Chloasma durch eine Schwangerschaft verursacht ist, klingt es nach der Entbindung meist von alleine wieder ab. Sofern eine Antibabypille eingenommen wird, sollte diese abgesetzt werden. Des weiteren sollten parfümierte Reinigungs- und Pflegeprodukte unbedingt gemieden werden. Im Übrigen ist ein sehr breiter und hoher Lichtschutz erforderlich, zum Beispiel eine Sonnenschutzcreme mit Lichtschutzfaktor 30, die dauerhaft und vor allem konsequent jeden Morgen nach dem Zähneputzen aufgetragen wird, auch wenn man nicht vorhat, unmittelbar ins Freie zu gehen. Die Lichtschutzcreme sollte nach einigen Stunden erneut aufgetragen werden.

Kann nicht auch mit Salben behandelt werden?

Neben dem schon erwähnten Sonnenschutz und dem Absetzen der Antibabypille lässt sich ein Chloasma natürlich auch mit Cremes und Salben behandeln. Als Wirkstoffe sind unter anderem Fruchtsäure, Vitamin-A-Säure sowie Hydrochinon effektiv. Therapien dieser Art sollten aber immer von einem Hautarzt verordnet und von diesem begleitet werden. Gute Erfahrungen liegen mit einer speziellen Rezeptur aus Vitamin E, Vitamin C, Hydrochinon und Vitamin-A-Säure vor.

Juckreiz während der Schwangerschaft – eine Hauterkrankung?

Der Schwangerschaftsjuckreiz ist ein harmloses, jedoch sehr lästiges Symptom, das einige Schwangere insbesondere gegen Ende der Schwangerschaft entwickeln. Häufig beginnt dieser Juckreiz mit einer Harnwegsinfektion. Der Juckreiz, der meist spontan ein bis zwei Tage nach der Entbindung abklingt, ist Folge vermehrter Gallensäuren im Blut. Warum es dazu kommt, konnte durch wissenschaftliche Untersuchungen bisher nicht geklärt werden.

Rote Flecken und juckende Stellen rund um den Bauchnabel sind ebenso harmlos?

Harmlos schon, aber das ist ein eigenständiges Krankheitsbild, dessen Name so kompliziert und lang ist, dass auch Ärzte sich diesen eigentlich nur unter dem Kunstwort PUPPP merken können. PUPPP steht für die englische Bezeichnung: »Pruritic Urticarial Papules and Plaques of Pregnancy«. Gemeint sind juckende Rötungen, die einer Quaddel ähneln. Sie treten insbesondere in der ersten Schwangerschaft und hier meist gegen Ende auf. In der Regel sind sie dort lokalisiert, wo es zu einer ausgeprägten Dehnung der Haut kommt, zum Beispiel am Bauchnabel. Interessant ist, dass die PUPPP-Erkrankung häufiger bei werdenden Müttern auftritt, die Zwillinge erwarten. Dies stützt die Vermutung, dass eine Überdehnung der Haut diese Hautveränderung fördert. Etwa eine von 150 Schwangeren entwickelt eine PUPPP-Erkrankung. Therapiert werden die juckenden Stellen mit Kortisoncremes, deren Anwendung bei gewissenhaftem Einsatz – entgegen langläufigen Meinungen – in der Schwangerschaft unbedenklich ist. Zusätzlich kann mit Antihistaminika oder bei schwerem Verlauf auch mit der kurzfristigen innerlichen Einnahme von Kortison behandelt werden.

Babys: Spuren

Die Schwangerschaft – alles verlief problemlos. Dann die Geburt, und plötzlich fallen zum Entsetzen die Haare aus.

Nicht angenehm, aber nicht entsetzlich. Und vor allem nicht endgültig. Während der Schwangerschaft verbleiben alle Haare länger in der Wachstumsphase. Dies führt dazu, dass nach der Geburt viele Haare relativ gleichzeitig in die Übergangsphase und kurz danach relativ gleichzeitig in die circa dreimonatige Ruhephase eintreten. Wenn dann abermals nach drei Monaten, das heißt nach dem Ablauf der Ruhephase, die neue Wachstumsphase einsetzt, werden zeitgleich sehr viele abgestorbene Haare durch die neu nachwachsenden Haare ausgestoßen, was dann den typischen Schwangerschaftshaarausfall verursacht. Dieser Haarausfall ist immer harmlos und reguliert sich von alleine.

Sehr gefürchtet sind die so genannten Schwangerschaftsstreifen.

Dehnungsstreifen

Durch die Dehnung des Bauches kommt es bei entsprechender Veranlagung zu kleinen Rissen unter der Oberhaut im Fasernetz der Lederhaut. Je stärker die Gewichtszunahme während der Schwangerschaft, desto größer ist auch die Gefahr, dass sich Schwangerschaftsstreifen bilden. Die Streifen sind zunächst rötlich oder leicht violett und daher besonders auffällig. Mit der Zeit verschwindet die Farbe, und die Schwangerschaftsstreifen werden hautfarben oder sogar etwas heller als die übrige Haut. Zu diesem Zeitpunkt liegen sie mit ihrem Niveau auch etwas unter der Haut und zeigen dann häufig auch sehr kleine Fältchen auf der Oberfläche.

Solche Streifen können auch während des Wachstums entstehen?

Stimmt, deshalb ist der Name auch nicht ganz korrekt. Die Streifen können auch bei einem Wachstumsschub, das heißt bei schnellem Wachsen in der Jugend oder bei starker Gewichtszunahme entstehen. Man findet sie dann häufig in der Achselregion, an der Bauchseite, am Rücken oder an den Innenseiten der Oberschenkel. Das englische Wort »stretchmark« – Dehnungsstreifen – ist daher treffender.

Kann man diese Dehnungsstreifen behandeln?

Es gibt eine Fülle von unterschiedlichen Behandlungsmethoden, die in den vergangenen Jahrzehnten ausprobiert wurden. Da es sich bei einem Schwangerschafts- oder Dehnungsstreifen prinzipiell um eine Art Narbe handelt, wird klar, dass Schwangerschaftsstreifen nachträglich nicht behandelbar sind, auch wenn dies immer wieder behauptet wird. Eine Narbe ist eine Narbe und damit eine Defektheilung der Haut, die man nicht wieder ungeschehen machen kann. Schwangerschaftsstreifen lassen sich gleich nach der Entbindung unter Umständen mit einer Vitamin-A-Säure-haltigen Creme bessern, die über mehrere Monate regelmäßig einmal abends aufgetragen und einmassiert werden muss. Die Konzentration von Vitamin-A-Säure in dieser Creme sollte 0,1 Prozent betragen. Bei Vitamin-A-Säure handelt es sich nicht um ein Kosmetikum, sondern um ein Arzneimittel. Die Therapie muss deshalb vom Hautarzt verordnet und begleitet werden.

Kann man alte, jahrelang bestehende Schwangerschaftsstreifen, die viel heller als die umgebende Haut sind, noch behandeln?

Wie eben schon gesagt, handelt es sich prinzipiell um eine Narbe, die gar nicht bis schwer zu behandeln ist. Man kann jedoch versuchen, die Streifen mit einem Speziallaser, dem so genannten Excimer-Laser, zu behandeln. Es handelt sich hierbei um ein sehr intensiv zugeführtes Licht mit einer Wellenlänge, die einem bestimmten Spektrum der UVB-Strahlen des Sonnenlichts entspricht. Vereinzelt können die Pigmentverluste in alten Dehnungsstreifen mit dieser Behandlungsmethode wieder ausgeglichen werden.

Kann man die Entstehung von Schwangerschaftsstreifen verhindern?

Nein, auch wenn dies gerne so dargestellt wird. Es gibt bisher keine einzige wissenschaftliche Studie, nach der ein bestimmtes Produkt die Entwicklung von Schwangerschaftsstreifen nachweislich verhindern kann. Trotzdem ist es wichtig, die gedehnte Haut durch eine durchblutungsfördernde Massage und gute Hautpflege zu unterstützen.

7.
Mit Haut und Haar

Was ist ein Haar überhaupt?

Haare sind wie Nägel Anhangsgebilde der Haut und werden von Oberhautzellen erzeugt, die auf die Haarproduktion spezialisiert sind. Haare bestehen aus speziellen Proteinen und enthalten keine lebenden Zellen mehr.

Proteine, sonst nichts, keine besondere Struktur?

Doch, sicher. Ein Haar setzt sich zusammen aus Mark, Rinde und einer äußeren Schicht, die wir Cuticula nennen. Zunächst einmal sind Haare kein Schmuck. Obwohl es auf den ersten Blick schwer vorstellbar ist, Haare haben eine Reihe von biologischen Aufgaben zu erfüllen.

Welche sind das?

Sie dienen der Wärmeisolation, schützen die Kopfhaut vor der Sonne, also den Teil des Körpers, der der Sonne am meisten ausgesetzt ist …

… was aber doch nur der Idealfall ist. Denn genau dort, wo man sie gerne hätte, machen sie sich gelegentlich eher rar – nicht nur bei Männern.

Vielleicht kann ich später darauf zu sprechen kommen. Zunächst ist es wichtig zu wissen, dass nicht nur die Kopfhaare, sondern auch kleine Härchen eine Schutzfunktion haben. In der Nase zum Beispiel oder an den Augenlidern. In beiden Fällen wird verhindert, das Fremdpartikel eindringen. Und, was nicht unterschätzt werden darf: Haare sind ein wichtiges Medium im zwischenmenschlichen Kontakt.

Haare sind anziehend …

… ja, von den Haaren gehen erotische Signale aus. Volle, glänzende und geschmeidige Haare werden allgemein mit Vitalität und Gesundheit gleichgesetzt. Spröde und stumpfe Haare dagegen häufig mit Belastung, Beanspruchung und Krankheit.

Schauen wir noch einmal genauer hin: Das Haar wächst aus dem Haarfollikel, den …

Haarfabrik

… man auch eine Art Haarfabrik nennen könnte. Der Haarfollikel lässt sich in ein unteres (Wurzel), ein mittleres und ein oberes Drittel (Haartrichter) einteilen. Die dickste Schicht des Haars ist die Rinde, die aus schwefelhaltigen Proteinen aufgebaut ist. Hierdurch entsteht auch der charakteristische Geruch von verbranntem Haar, wenn dieses versehentlich von einer Flamme erfasst wird. Die äußere Schicht, die Cuticula, sieht im Rasterelektronenmikroskop aus wie ein mit Ziegeln gedecktes Dach. Diese »Ziegel« sind tote Hornzellen und schützen Rinde und Mark.

Wie viele Haare hat ein Mensch?

Jeder Mensch hat um die 100000 Haarfollikel. Die Zahl ist genetisch festgelegt und lässt sich durch keine Maßnahme im Laufe des Lebens vergrößern. Durch die zahlreichen Talgdrüsen, die mit dem Haarfollikel verbunden sind, werden Haar und Kopfhaut auf natürliche Weise mit Fetten versorgt. Und noch eine Zahl: Haare wachsen etwa 0,3 mm je Tag beziehungsweise etwa einen Zentimeter im Monat.

Haben alle Menschen gleich viele Haare?

Nein, die Anzahl der Haarfollikel variiert erheblich. Blonde Menschen können bis zu 120 000 Haarfollikel haben. Am wenigsten Haarfollikel haben rothaarige Menschen. Blonde Haare sind dafür aber dünner als die Haare bei Rothaarigen, deren Haare besonders dick sind. Das heißt, das Gesamthaargewicht ist bei Menschen unterschiedlicher Haarfarbe trotzdem relativ gleich.

Haare erneuern sich ständig, sind sehr zahlreich – dann halten sie eigentlich auch eine Menge aus?

Gesundes Haar ist robust und strapazierfähig. Dennoch wirken mechanische Belastungen durch harte Bürsten, Kämme, durch waschaktive Substanzen, Tenside, ungeeignete Pflegeprodukte oder auch Färbe- und Bleichmittel sowie UV-Strahlen auf Haare ein und schädigen diese mit der Zeit. Und je mehr Schädigungen von außen auf das Haar einwirken, desto mehr leidet die äußere Schicht. Die Cuticula wird löcherig, stumpf, rau und büßt ihren Glanz ein. Schädigungen der Cuticula sind besonders an den Haarspitzen sichtbar und werden als »Spliss« bezeichnet.

Also doch nicht so strapazierfähig?

Das Haar selbst schon, nur der Haarfollikel, der das Haar produziert, ist eine der empfindlichsten Stellen am ganzen Körper. Deshalb können zahlreiche Störungen der harmonischen Abläufe in unserem Körper zu Haarausfall führen. Hierzu zählen Mangelernährung, besonders Eisenmangel, Störungen der Schilddrüsenfunktion, Medikamente, fiebrige Erkrankungen und andere.

Nach welchem Rhythmus wachsen Haare?

Haare wachsen zyklisch. Die Wachstumsphase dauert zwei bis acht Jahre. Es folgt dann eine Übergangsphase von wenigen Tagen sowie eine Ruhephase von drei Monaten. Im Anschluss beginnt eine neue Wachstumsphase.

Wie wird dieser Zyklus gesteuert?

Die Steuerung des Zyklus ist genetisch programmiert und Folge einer komplizierten Wechselwirkung zwischen dem Haarfollikel auf der einen sowie einer spezialisierten Ansammlung von Bindegewebszellen, die auch als Haarpapillen bezeichnet werden, auf der anderen Seite. Die Haarpapille verfügt über zahlreiche Blutgefäße, die den Haarfollikel ernähren. Am Kopf sind etwa 85 Prozent der Haare immer in der Wachstumsphase, nur wenige Haare in der Übergangsphase und knapp 15 Prozent in der Ruhephase.

Wie kommt es, dass einige Frauen extrem lange Haare haben, die beinahe bis zur Hüfte reichen, während sie bei anderen allenfalls bis zu den Schultern wachsen?

Das hat ausschließlich mit der Länge der Wachstumsphase zu tun. Ist die Wachstumsphase lang, zum Beispiel acht Jahre, dann können die Haare auch acht Jahre lang wachsen, sofern sie nicht von außen vorher geschädigt werden.

Aber wir wissen nicht, warum die Wachstumsphase wann bei wem wie lang ist?

Nein.

Warum haben manche Menschen wunderbare Locken, warum sind Haare bei anderen kraus oder einfach nur glatt?

Warum die Haare glatt herunterfallen oder Locken bilden, ist noch nicht genau ergründet. Ein Faktor ist die Form des Querschnitts. Ist der Querschnitt rund, wie zum Beispiel bei Asiaten, sind die Haare glatt. Bei Schwarzafrikanern sind die Querschnitte oval und sehr variabel, wodurch sich die Haare drehen, wellig verlaufen und krause Locken bilden.

Locken

Wie kommt Farbe ins Haar?

Die Farbe des Haares ergibt sich aus dem Melaningehalt des Haarschaftes. Das Hautpigment Melanin wird von den Pigmentzellen, den Melanozyten, hergestellt. Diese geben es an die Zellen ab, aus denen der Haarschaft entsteht. Es gibt ein schwarz-braunes und ein gelb-rotes Melanin. Das Mischungsverhältnis der beiden Melanine entscheidet darüber, welche Farbe der Haarschaft annimmt.

Und das ist selbstredend genetisch bestimmt?

Ja, das kann bislang auch nicht beeinflusst werden.

Liegt es auch an den Genen, wenn die Haare grau werden?

Wenn Haare grau werden, heißt das, dass die Melanozyten nach und nach inaktiv werden. Wann das passiert, ist wiederum genetisch festgelegt und individuell verschieden.

Das heißt aber auch, dass man keine Rückschlüsse auf das Alter ziehen kann?

Genau. Graue Haare geben keinerlei Aufschluss über das biologische Alter eines Menschen. Es gibt Menschen, die schon mit 30 Jahren graue Haare bekommen und trotzdem höchst jugendlich und leistungsstark sind. Andere wiederum haben auch im 50. Lebensjahr noch kein graues Haar, machen aber insgesamt einen viel älteren Eindruck.

Haarausfall: wie Haare wieder wachsen

Manche Männer lässt es völlig kalt, wenn Haare ausfallen und eine mehr oder weniger stark ausgeprägte Glatze übrig bleibt. Andere greifen sogar zu Toupets oder Perücken, nur um nicht haarlos zu sein. Für Frauen ist der Haarausfall dagegen immer eine Katastrophe. Kurz: Wenn man über Haarausfall spricht, meint man dann immer dasselbe?

Nein, sicher nicht. Männern wird im Allgemeinen viel eher zugebilligt, den Schönheitsidealen lediglich mehr oder weniger zu entsprechen. Und seit sich herumgesprochen hat, dass Haarausfall bei Männern etwas mit androgenen Hormonen (männliche Hormone) zu tun hat, hält sich das Leiden daran in Grenzen. Frauen fürchten dagegen in weit höherem Maße mit dem Haarausfall den Verlust der Anziehungskraft.

Und medizinisch gesehen ist Haarausfall nicht gleich Haarausfall?

Nein. Es gibt einen Haarausfall, der Folge einer Vernarbung der Haarfollikelöffnung an der Kopfhaut ist …

… die plötzlich warum vernarben?

Eine ganze Reihe von leicht bis schwer verlaufenden Erkrankungen der Kopfhaut, zum Beispiel die Knötchenflechte – Lichen ruber – oder der rote Wolf – Lupus erythematodes – können zu solchen Vernarbungen führen. In diesen Fällen ist es wichtig, die Diagnose rasch zu stellen, damit die Grunderkrankung effektiv behandelt werden kann. Hilfreich ist häufig eine kleine Hautprobe der Kopfhaut, mit der die Störung mikroskopisch meist klar erkannt werden kann. Dieser Haarausfall ist allerdings nicht wieder rückgängig zu machen. Die zweite Form des Haarausfalls geht ohne Vernarbung der Follikelöffnung einher. Diese Form ist theoretisch behebbar.

Haarausfall

Und welches ist die häufigste Form des Haarausfalls?

Die häufigste Form des Haarausfalls ist der hormonell-anlagebedingte Haarausfall. Bei entsprechender genetischer Veranlagung verkürzt sich die zyklisch wiederkehrende Wachstumsphase unter dem Einfluss männlicher Hormone immer mehr. Das Haar wird zudem weicher und dünner, weil der Haarfollikel schrumpft.

Was ist der kreisrunde Haarausfall?

Der kreisrunde Haarausfall, die Alopecia areata, ist eine immunologisch bedingte Störung des Haarwachstums.

Die Ursachen der Erkrankung sind komplex und bis heute nicht genau bekannt. Die Erkrankung kann in jedem Lebensalter auftreten und befällt auch Kinder. Von schweren und hartnäckigen Verläufen einmal abgesehen, kommt es glücklicherweise meist zur vollständigen Rückbildung.

Besonders auffällig ist doch der Haarausfall nach Chemotherapien.

Dieser häufig komplette Haarausfall ist toxisch bedingt und Folge eines Abbrechens der Haare in der Wachstumsphase. Obwohl dieser Haarausfall besonders bedrohlich aussieht, ist stets von einer kompletten Rückbildung nach Absetzen der Chemotherapie auszugehen.

Kann Haarausfall nicht auch Folge einer Allgemeinerkrankung sein?

Selbstverständlich, auch nach schweren Allgemeinerkrankungen, zum Beispiel nach einer fiebrigen Lungenentzündung, können typischerweise drei Monate später die Haare ausfallen. Auch dies ist Folge eines gleichzeitigen Übergangs sehr vieler Kopfhaare von der Wachstums- in die Ruhephase. Spätestens mit dem Einsetzen der neuen Wachstumsphase (drei Monate später) werden die »alten« Haare aus dem Haarfollikel ausgestoßen, sodass es zu einem deutlich sichtbaren Haarausfall kommt.

Kann die Antibabypille Haarausfall verursachen?

Ja, das tritt häufig auf. Sowohl die neue Einnahme einer Antibabypille als auch das Absetzen können zwei bis vier Monate nach einer solchen hormonellen Umstellungsphase zu Haarausfall führen. Ist das hormonelle Gleichgewicht wieder hergestellt, lässt auch der Haarausfall nach.

Hat es Einfluss auf den Haarwuchs, wenn man eine Diät macht?

Das kann großen Einfluss haben. Besonders Diäten, die kaum Proteine enthalten, können Haarausfall verursachen. Dies sieht man bei einigen Vegetariern, deren Speiseplan zu geringe Proteinmengen enthält. Und ähnliche Symptome sind auch bei anderen Mangelernährungen zu sehen. Die unteren Abschnitte der Haarfollikel, in denen das Haar produziert wird, sind sehr stoffwechselaktiv und benötigen durch den hohen Umsatz an Zellen für das daraus hervorgehende Haar eine ununterbrochene Versorgung mit Proteinen beziehungsweise Aminosäuren, aus denen die Proteine hergestellt werden.

Was heißt das für die Ernährung?

Eine gute, ausgewogene Ernährung mit genügend Eiweißen ist wichtig, damit das Produkt Haar ohne »Versorgungsprobleme« produziert werden kann. Es sind aber nicht nur die Proteine, auch die ungenügende Aufnahme von Spurenelementen und Vitaminen ist häufig Folge einer einseitigen Diät oder Unterernährung und kann Haarausfall verursachen, verstärken beziehungsweise das Haarwachstum insgesamt beeinträchtigen. Dies gilt insbesondere bei Eisenmangel.

Wie wird Haarausfall am besten behandelt?

Die Behandlung des Haarausfalls richtet sich immer nach der Ursache. Nach Diagnosestellung sollte versucht werden, die zugrunde liegende Störung zu beheben. Das kann das Absetzen eines Medikamentes, die Behandlung krankhafter Schilddrüsenwerte oder eine Umstellung auf eine ausgeglichene Nahrungsaufnahme sein.

Und wenn es sich um einen hormonell bedingten Haarausfall handelt?

Bei Frauen kann man versuchen, den hormonell bedingten Haarausfall durch lokale Östrogenanwendungen zu behandeln. Allerdings hilft das nur selten. Die orale Einnahme von Substanzen gegen männliche Hormone (Antiandrogene) oder die Anwendung von Minoxidil-haltigen Lösungen auf der Kopfhaut bessern den Haarausfall in aller Regel.

Und beim Mann?

Beim Mann kann ebenfalls Minoxidil angewendet werden. Eine weitere Möglichkeit ist die Behandlung mit Finasterid. Hierbei handelt es sich um ein Medikament, das ein ganz bestimmtes Enzym (5-alpha-Reduktase) hemmt, wodurch bestimmte Abkömmlinge des Testosterons, die Haarausfall begünstigen, geblockt werden.

Ohne Nebenwirkungen?

Jedes Medikament kann Nebenwirkungen haben, natürlich auch Finasterid. Nebenwirkungen sind jedoch sehr selten.

Oft hört man, bestimmte Frisuren, die das Haar sehr strapazieren, könnten Haarausfall verursachen?

Frisuren

Absolut, bestimmte Frisiertechniken, insbesondere solche, bei denen die Haare straff gezogen werden, das heißt, bei denen ein dauerhafter Zug auf die Haare ausgeübt wird, können zu bleibendem Haarausfall führen – zu einer Traktions-Alopezie. Wenn Haare also straff zu einem Pferdeschwanz oder Knoten frisiert werden, sollte eine solche Technik nicht zu lange angewendet werden, damit es nicht zu einem dauerhaften Schaden kommt.

Kann man kaputte Haare reparieren?

Nein, das Haar, das heißt der Haarschaft, ist eine tote Struktur. Wenn hier ein Schaden eingetreten ist, ist dieser irreparabel. Hier hilft nur das Abschneiden der kaputten Spitzen und Warten auf neu nachwachsendes Haar, das dann hoffentlich durch eine schonende Behandlung nicht mehr geschädigt wird. Das Ziel einer jeden Haarwäsche und -pflege muss sein, den Haarschaft nicht zu schädigen und hier insbesondere die äußerste Schicht des Haarschafts, die Cuticula, zu pflegen, da uns diese durch Lichtreflexionen den schönen Glanz unserer Haare verleiht.

Kann man die Spitzen versiegeln oder verkleben, damit es nicht zum Spliss kommt?

Nein, das ist völliger Quatsch. Durch eine wie auch immer geartete Manipulation der Spitzen wird das Problem in aller Regel nur noch größer. Der Irrglaube, man könne die Haare durch eine Versiegelung schützen, rührt daher, dass man lange Zeit glaubte, das Haar sei innen hohl und werde dort von einer ernährenden Flüssigkeit versorgt.

Was, wie wir jetzt wissen …

… Unsinn ist.

Haarhygiene: wie Haare richtig gewaschen werden

Kann man durch regelmäßiges Bürsten das Haar schädigen oder die Struktur des Haares verbessern?

Haare dürfen und sollten regelmäßig, aber nicht zu heftig gebürstet werden. Dies verhindert, dass die Haare zusammenkleben oder verfilzen und verteilt Pflegesubstanzen gleichmäßig. Hierzu zählen natürlich auch die Lipide der am Kopf lokalisierten Talgdrüsen, die ihre Produkte sozusagen als »natural conditioner« beisteuern. Wichtig ist jedoch, eine Bürste zu verwenden, die keine scharfkantigen Borsten hat, damit die Haarstruktur, und hier insbesondere die äußere Cuticula-Schicht, nicht geschädigt wird. Nasse Haare sollten vorsichtshalber mit einem weitzinkigen Kamm durchgekämmt und erst im trockenen Zustand gebürstet werden, da die feuchten Haare sehr empfindlich sind und durch eine Bürste leichter verletzt werden können als durch solch einen »freundlichen« Kamm. Zu empfehlen sind weiche Holzbürsten oder Naturbürsten mit abgerundeten Spitzen. Draht- und Nylonbürsten sollten unbedingt vermieden werden, da sie die Haarschäfte unnötig traumatisieren.

Wie werden Haare am besten gewaschen?

Haare werden mit waschaktiven Mitteln gereinigt. Man setzt dabei so genannte Tenside, das heißt oberflächenaktive Substanzen ein, die eine Verbindung zwischen dem Wasser auf der einen und dem Schmutz auf der anderen Seite herstellen. Üblicherweise ist die Oberflächenspannung zwischen Wasser und Schmutz groß. Oberflächenaktive Substanzen vermindern die Spannung und lösen Schmutzpartikel sowie Fett- und Hautreste. Tenside sind

Moleküle, die zwei Greifarme besitzen – einen fettlöslichen für den Schmutz und einen wasserlöslichen für das Wasser. Dadurch können sie ihre Aufgabe, Schmutz in Wasser zu lösen, das heißt Haut und Haar zu reinigen, bewerkstelligen.

Manche reinigen stärker …

… manche weniger. Dafür pflegen sie mehr. Die Kunst eines guten Shampooherstellers besteht darin, unterschiedliche Tenside so zu mischen, dass die Reinigung des Haars möglichst wirkungsvoll ist, dass Haar und Kopfhaut jedoch nicht gereizt werden.

Enthalten Shampoos auch Konservierungsstoffe?

Ja, auch Shampoos müssen Konservierungsstoffe enthalten, da das Produkt sonst möglicherweise nicht haltbar ist. Die heute zur Verfügung stehenden Konservierungsstoffe sind in aller Regel unbedenklich und ihre Verteufelung hat mehr einen ideologischen als einen nachvollziehbaren biochemischen Hintergrund.

Man könnte doch einfach Seife nehmen.

Könnte man, sollte man aber besser nicht. Die Menschheit kennt Seifen seit Tausenden von Jahren und Seifen sind eines der ältesten Kulturgüter des Menschen überhaupt. Bis zur Mitte der 30er Jahre des vergangenen Jahrhunderts wurden Haare tatsächlich mit Seifen gewaschen.

Offenbar mit guter Wirkung …

… nein, eher nicht. Seifen sind Salze aus natürlichen Fettsäuren und werden aus tierischen und pflanzlichen Fetten hergestellt. Sie haben einen alkalischen pH-Wert, der deutlich über dem leicht sauren pH-Wert der Haut liegt. Das Wasser, das wir zum Waschen benutzen, ist meist hart, was bedeutet, dass das Wasser kalkhaltig ist. Seifen reagieren mit dem Kalk des harten Wassers und hinterlassen Kalkseifenrückstände auf Kopfhaut und Haar.

Was die Haare stumpf macht?

Shampoo

Genau. Zudem kann ein übermäßiger Gebrauch von Seifen die Kopfhaut empfindlicher Menschen reizen. Aus diesem Grunde werden Seifen heute nicht mehr zum Haarewaschen verwendet, sondern durch synthetische Tenside ersetzt, die nicht mehr mit kalkhaltigem, das heißt hartem Wasser reagieren und daher keine Rückstände auf den Haaren hinterlassen. Ein gutes Shampoo enthält zusätzlich zahlreiche weitere Stoffe, die das Produkt stabilisieren und das Haar auch pflegen. Hierbei kann es sich zum Beispiel um Stabilisatoren der Inhaltsstoffe oder auch um pflanzliche Öle handeln.

Früher sammelte man Regenwasser zum Haarewaschen.

Unsere Großmütter haben Regenwasser gesammelt, da dies gegenüber dem Leitungswasser weniger hart ist. Folglich hat es beim Haarewaschen, wozu ja damals noch Seife benutzt wurde, weniger Kalkrückstände im Haar gegeben. Die Kalkrückstände, die sich trotzdem immer noch gebildet haben, wurden anschließend mit Essig- oder Zitronenwasser herausgespült.

Obwohl viele Menschen ihr Haar hervorragend pflegen und mit guten Shampoos waschen, die zudem noch eine Spülung enthalten, wird das Haar bei einigen immer stumpfer. Des Guten zu viel – zu viel Pflegemittel?

Mit der Zeit sammeln sich immer mehr Reste von Reinigungs- und Pflegeprodukten auf dem Haarschaft. Das Problem ist gut bekannt und tritt häufig bei Menschen auf, die ihr Haar mit konditionierenden Shampoos, Kuren und zahlreichen anderen Produkten überpflegen. Man könnte auch von einer Art Pomadenkruste auf dem Haarschaft sprechen.

Wie bekommt man die wieder schonend weg?

Zur Korrektur ist es am besten, regelmäßig milde Reinigungsprodukte, das heißt Shampoos zu verwenden, die einzig und allein Shampoos sind und keine weiteren Pflegezusätze enthalten. Man sollte dann eine Zeit lang auf alle anderen Pflegeprodukte verzichten, bis das Haar wieder gänzlich gereinigt ist. Erst dann können bei Bedarf gelegentliche Conditioner oder auch einmal eine Kur angewendet werden. Wenn dieses Konzept verfolgt wird, findet das Haar so gut wie immer zu seinem alten Glanz zurück.

Was ist der Unterschied zwischen einer Spülung, einem Conditioner und einer Kur?

Spülung und Conditioner sind ein und dasselbe. Es handelt sich hier sozusagen um einen kleinen Lackausbesserer für die oberflächliche Schramme. Bei einer Kur handelt es sich eher um eine tiefe Ausbesserung. Prinzipiell wirken Conditioner und Kur jedoch ähnlich. Die Spülung beziehungsweise der Conditioner verbleibt nur kurz in den Haaren und wird sofort wieder herausgespült. Eine Kur verbleibt fünf bis zehn Minuten in den Haaren.

Sollten Shampoo und Conditioner beziehungsweise Shampoo und Kur in einem verwendet werden?

Nein, das empfehle ich nicht. Es sollte ein Produkt verwendet werden, das die Haare reinigt, und im Anschluss eines, das die Haare pflegt, zum Beispiel ein Conditioner oder auch eine Kur. Wenn beide Vorgänge miteinander vermischt werden, erreicht man weder das eine noch das andere richtig.

Stichwort Haarglanz – wie kommt der zustande?

Nur Haare, die eine intakte Cuticula, also eine intakte äußerste Schicht des Haars haben, können glänzen. Wenn intakte Zellen der Cuticula wie die Ziegel eines Daches aufeinander liegen, reflektiert das Licht auf dem Haar, und es glänzt. Sind die Zellen der Cuticula dagegen porös oder sonst wie geschädigt, wird das einfallende Licht gebrochen, kann nicht reflektieren, und das Haar wirkt stumpf.

Wie oft sollten die Haare gewaschen werden?

Dies ist ganz vom Haut- und Haartyp abhängig. Es gibt Menschen, die ihre Haare aufgrund der hohen Talgdrüsenaktivität, das heißt des hohen Fettgehalts von Kopfhaut und Haar, täglich waschen, bei anderen genügt vielleicht die ein- bis zweimalige Wäsche pro Woche, da sie ihre ohnehin schon trockenen Haare bei häufigerem Waschen noch mehr austrocknen und überstrapazieren würden.

Können Shampoos oder häufige Haarwäschen auch Haarausfall verursachen?

Nein. Shampoos und Haarwäschen können Haarausfall weder verursachen noch einen bestehenden Haarausfall verschlechtern.

Wie wirkungsvoll sind Shampoos gegen Schuppen?

Kopfhautschuppen sind ausgesprochen häufig und äußern sich meist durch eine sichtbare kleieförmige Schuppung oberflächlicher Hautzellen der behaarten Kopfhaut. Die Schuppen sind lästig, scheinen unaufhörlich nachzusprießen und sie sind besonders gut auf dunkler Kleidung zu sehen. Mit zink- und schwefelhaltigen Anwendungen, zum Beispiel in Form von Shampoos, können Schuppen häufig gut behandelt werden. Gelegentlich müssen auch Wirkstoffe gegen kleine, relativ harmlose Pilze der behaarten Kopfhaut angewendet werden. Auch kosmetische Teershampoos oder salizylsäurehaltige Shampoos eignen sich zur Behandlung von Schuppen. Nach meiner Meinung gibt es für jeden Menschen mit diesem Problem ein Präparat, mit dem er es rasch und komplikationslos meistern kann.

Zum Haarewaschen gehören nicht nur Wasser und Shampoo, sondern auch ein Föhn. Besser nicht?

Wenn es geht, lieber nicht. Am besten lässt man die Haare an der Luft trocknen, man kann sie auch erst in ein trockenes Tuch wickeln, wenn Zeit dazu ist. Die Haare mit dem Handtuch trocken zu rubbeln, könnte dagegen die äußere Cuticula-Schicht schädigen, was dann nicht mehr zu reparieren ist. Auch Lockenwickler oder elektrische Haarformer können schädlich sein. Dies gilt natürlich besonders für haarempfindliche Menschen. Überhaupt ist es wichtig zu wissen, dass insbesondere das feuchte Haar sehr leicht »verletzbar« ist.

Mal praktisch gedacht: Wie sollte man den Föhn handhaben, wenn man etwa unter dem morgendlichen Zeitdruck nicht darauf verzichten kann?

Beim Föhnen gibt es drei Hauptfehler: zu heiß, zu dicht, zu lange. Durch Überwärmung, zu geringen Abstand und ein zu langes Föhnen werden die Haare in ihrer Struktur geschädigt, was dann nicht mehr zu beheben ist. Das heißt das Föhnen sollte auf der mittleren oder kälteren Stufe erfolgen, der Föhn sollte weit genug vom Haar entfernt gehalten werden, und es sollte immer noch eine Restfeuchtigkeit im Haar verbleiben. Wenn diese Vorsichtsmaßnahmen berücksichtigt werden, ist gegen Föhnen nichts einzuwenden.

Könnten Sie vielleicht zusammenfassend ein paar Regeln für die Haarpflege formulieren, sozusagen die Wahrheiten der Haarhygiene?

Haarpflege

Gerne, dabei müssen wir voraussetzen, dass es kein Shampoo und kein Pflegemittel gibt, das für jeden Menschen gleichermaßen gut geeignet wäre. Der Einfachheit halber kann man zwischen »eher trockenem«, »normalem« und »eher fettigem« Haar unterscheiden. Oder Menschen, deren Kopfhaut ständig juckt.

Also der Reihe nach:

Erstens: Wer eine trockene Kopfhaut und trockene Haare hat, sollte darauf achten, dass in dem verwendeten Shampoo möglichst viele pflegende Substanzen, am besten pflanzliche Öle, enthalten sind.

Zweitens: Wer eine unauffällige Kopfhaut mit »normalen« Haaren ohne Probleme hat, kann jedes handelsübliche Shampoo benutzen, das ihr oder ihm zusagt.

Drittens: Wer Schuppen hat, sollte darauf achten, dass die verwendeten Shampoos antimikrobielle Wirkstoffe enthalten. Hierbei kann es sich um Wirkstoffe gegen Pityrosporum-Pilze, zum Beispiel Ketokonazol, schwefel- und selenhaltige Substanzen, zum Beispiel Selendisulfid, oder auch zinkhaltige Produkte, zum Beispiel Zinkpyrition, handeln. Stärkere Schuppen müssen vom Arzt behandelt werden. Auch dies ist kein Problem.

Viertens: Fettige Haare sollten häufiger, bei Bedarf auch täglich, gewaschen werden. Hierbei sollten Shampoos verwendet werden, die aus mild reinigenden Tensiden hergestellt sind. Sollten Kopfhaut und Haare enorm fettig sein und dies auch mit einer ständig »öligen« Gesichtshaut einhergehen, können unter Umständen Tabletten verordnet werden, die als Wirkstoff einen Vitamin-A-Säure-Abkömmling enthalten. Diese Tabletten können den Zustand einer hohen Talgdrüsenaktivität, der so genannten Seborrhoe, eindrucksvoll bessern. Bei der äußerlichen Anwendung kommen auch medizinische Shampoos mit Steinkohlenteer in Betracht, die in vielen Fällen den Fettgehalt von Kopfhaut und Haar regulieren können. Teer wirkt zudem antientzündlich, gegen Juckreiz und auch gegen Schuppenbildung. Das heißt, Teershampoos sind bei einer ganzen Reihe von Kopfhautproblemen einsetzbar. Diese Shampoos sind in aller Regel – auch wenn der Name es nicht verspricht – kosmetisch nicht so unangenehm, wie man es vermutet, und auch ihr Geruch ist nicht so schlecht, wie man meinen könnte.

Fünftens: Die Pflege der juckenden Kopfhaut stellt besonders hohe Ansprüche an die Inhaltstoffe der verwendeten Präparate. Zusätzlich muss in solchen Fällen immer eine ganz genaue hautfachärztliche Inspektion von Haar und Kopfhaut erfolgen, um Infektionen, Pilzerkrankungen, Parasiten – auch das kann es bei gepflegtesten Menschen geben – und Entzündungen aller Art auszuschließen. Auch eine milde Form der Neurodermitis oder der seborrhoischen Kopfhautdermatitis kann der juckenden Kopfhaut zugrunde liegen. Häufig ist es eher die trockene als die fettige Kopfhaut, die juckt. Meist liegen Pflegefehler zugrunde. Der Hautarzt kann Lotionen mit Juckreiz stillenden Wirkstoffen verordnen, die dann vom Apotheker in individuell hergestellte Rezepturen eingearbeitet werden.

Körperhaar: wenn Haare stören

Man hat nicht immer nur zu wenige Haare, am Körper hat man manchmal auch zu viele. Mittlerweile gehört es auch in unseren Kulturkreisen zur Pflege, Körperhaar zu rasieren oder auf andre Art zu entfernen. Welche Bedeutung haben etwa die Achselhaare?

Achselhaare haben keinerlei Bedeutung. Sie sind ein Relikt aus der Entwicklungsgeschichte des Menschen. Wir brauchen sie nicht.

Das war deutlich. Aber ist es nicht viel natürlicher, die Haare so wachsen zu lassen, wie sie nun einmal wachsen?

Nein, überhaupt nicht. Zur Errungenschaft des modernen Menschen gehört auch eine moderne Kultur der Hygiene, die nicht unnatürlich, sondern – im Gegenteil – natürlich ist. Auch bei Menschen, die ansonsten viel Wert auf Körperpflege legen, finden sich auf den Achselhaaren gelegentlich Bakterienstraßen. Achselhaare binden Schweiß und Bakterien, aus diesem Grunde können wir gut auf sie verzichten. Die Gefahr der Entwicklung eines unangenehmen Geruchs aus den Achselhöhlen kann deutlich gemindert werden, indem man diese Haare schlicht und ergreifend entfernt.

Mindert das auch den Körpergeruch?

Aber sicher. In der Achsel- und Genitalregion finden sich vermehrt Duftdrüsen, deren Bedeutung wir nicht kennen. Bei Tieren dienen sie unter anderem zur Abgrenzung ihres Terrains. Aber was macht der Mensch damit? Auch sie sind ein entwicklungsgeschichtliches Relikt. Und da die Haut nicht steril ist, kommt es zu unangenehmen Gerüchen, wenn sich zudem noch Bakterien dort ansammeln. Dem kann man durch Rasieren der Haare entgegenwirken.

Gibt es eine schonende, möglichst unblutige Methode, Beinhaare dauerhaft zu entfernen?

Die gibt es annähernd. Mit dem Laser wird eine dauerhafte Enthaarung angestrebt, und das gelingt auch schon relativ gut, obwohl die Lasertechnik noch in den Kinderschuhen steckt. Da wird sich noch viel tun. Man muss dazu nur wissen, dass der Laser dunkles Haar besser entfernt als blondes.

Wieso?

Weil nur dunkles Haar über die Pigmente verfügt, die die Laserenergie in tiefere Hautschichten leiten, das heißt dahin, wo die empfindlichen Bereiche des Haarfollikels liegen, die ja zerstört werden müssen, damit kein neues Haar nachwächst.

Können Sie einmal zusammenfassend darstellen, wie unerwünschte Haare heutzutage entfernt werden können?

Hier gibt es mehrere Methoden, die alle Vor- und Nachteile haben. Am besten wird die Entscheidung immer von den Wünschen des Patienten/der Patientin, der Effektivität des Verfahrens, dem möglichen Auftreten unerwünschter Wirkungen sowie letztlich auch von den Behandlungskosten abhängig gemacht.

1. Seit einigen Jahren steht die eben schon erwähnte Laserepilation zur Verfügung. Die Ergebnisse sind wie gesagt besonders bei dunklen Haaren relativ gut.
2. Haare können chemisch aufgelöst werden. Hierbei handelt es sich um den Wirkstoff Thioglycolsäure, der in eine Creme eingearbeitet wird. Thioglycolsäure zerstört nur den Haarschaft, das heißt das Haar wächst weiter nach, und die Creme muss folglich regelmäßig angewendet werden.
3. Haare können neuerdings auch durch die Auftragung einer Creme mit einem Enzymhemmstoff entfernt werden. Der Wirkstoff heiß Eflornithin und ist seit kurzem auf dem Markt. Die Creme wird zweimal täglich aufgetragen und ist erfolgversprechend. Besonders für helle Haare im Gesicht, die ja durch einen Laser schwer zu behandeln sind, scheint sie sich zu eignen. Aber auch diese Creme muss ständig aufgetragen werden, da die Bildung des Haares nicht verhindert wird.
4. Haare können durch eine Wachsepilation entfernt werden. Hierbei wird heißes Wachs auf die behaarte Haut aufgetragen und nach kurzer Zeit abgerissen. Die Methode kann langfristig den Haarwuchs mindern, da das wiederholte Ausreißen des Haares mit Wachs zu einer Schädigung des Haarfollikels führen kann, wodurch sich immer weniger neue Haare bilden.

5. Haare können elektrisch durch eine so genannte Elektroepilation entfernt werden. Wird diese korrekt durchgeführt, kommt es zur dauerhaften Zerstörung der Haarwurzel, sodass keine neuen Haare mehr nachwachsen können. Wichtig ist, dass die Elektroepilation von einer erfahrenen Kosmetikerin durchgeführt wird, damit es nicht zu bleibenden Narben kommt.
6. Haare können natürlich auch rasiert werden. Hierbei kursiert immer wieder das Märchen, dass die Haare nach der Rasur verstärkt nachwachsen. Dies ist nicht der Fall. Ein natürlich wachsendes Haar ist an seiner Spitze jedoch weich. Wird es rasiert, spürt man beim Drüberstreichen den harten nachwachsenden Haarschaft, der dann im Gegensatz zu dem vorher vorhandenen Haar als harte Stoppel empfunden wird. Am besten kann man sich das so vorstellen: Streicht man mit der Hand über die Spitzen eines Kornfeldes, ist das Gefühl zart und weich. Ist das Kornfeld gemäht und man streicht mit der Hand über das Stoppelfeld, wird dieses als hart empfunden. Keinesfalls ist es so, dass durch das Rasieren mehr Haare nachwachsen. Das ist völliger Unsinn.
7. Last but not least können wenige Haare natürlich auch mit der Pinzette einzeln entfernt werden. Dies ist trotz der Effektivität natürlich ausgesprochen mühsam und schmerzhaft.

Besonders lästig ist, dass sich die Haut nach einer Rasur, etwa in der Bikinizone, sehr leicht entzündet. Was hilft?

Eine mildes Antiseptikum, also eine Desinfektion …

… mit einem Eau de Toilette?

Nein, am besten mit einem austrocknenden Puder – Lotio alba – oder mit der kurzfristigen Anwendung einer Creme, die ein Antiseptikum enthält. Wahlweise kann auch für kurze Zeit eine Creme mit einem milden Hautantibiotikum, das antibakteriell wirkt, aufgetragen werden, zum Beispiel Fucidine-Creme.

Nivea-Creme oder Vaseline geht nicht?

Sie sind da, wo sie hingehören, exzellent, haben aber hier nichts zu suchen. Nach der Rasur verstärken sie meist das Problem, da eine Überfettung frisch rasierter Haare vermieden werden muss. Hier sind eher austrocknende Wirkstoffe gefragt.

Nagelprobe: Knibbeln verboten

Manche Allgemeinmediziner schauen sich immer auch die Nägel an. Was erzählen sie über den Gesundheitszustand des Patienten?

Der Zustand der Nägel ist für jeden Arzt interessant, erlaubt er doch einen gewissen Blick in das Innenleben. Nägel können Hinweise auf andere Organe, Entzündungen, Infektionen, Vergiftungen oder auch Arzneimittelunverträglichkeiten geben. Oft ist der Nagel jedoch auch unauffällig und bietet keinerlei Aufschlüsse zur weiteren Diagnostik.

Nagelprobe

Was ist die Funktion des Nagels?

Der Nagel ist wie das Haar ein Anhangsgebilde der Haut. Zusammen mit dem Endglied des Fingers beziehungsweise des Zehs bildet der Nagel eine funktionelle Einheit als Tast- und Greiforgan. Fehlt zum Beispiel der Daumennagel, wird es schwierig, feinmechanische Arbeiten zu verrichten. Fehlt der Großzehnagel, ist das Laufen und Klettern auf schwierigem Terrain beschwerlich. Unabhängig davon haben Nägel – genau wie Haare – eine erhebliche Bedeutung für die Ästhetik.

Wie wird der Nagel gebildet?

Ähnlich wie beim Haar gibt es auch beim Nagel spezialisierte Oberhautzellen, Matrixzellen, die in Form einer eingestülpten Tasche unter dem Nagelhäutchen liegen. Aus der ständigen Teilung dieser Matrixzellen geht die Nagelplatte hervor. Die Nagelplatte besteht selbst aus plattenartig übereinander gelagerten Hornstrukturen. Sie ist bei gesunden Nägeln an der Oberfläche glatt. Aufgrund ihrer Transparenz scheint sie durch die darunter liegenden Blutgefäße des Nagelbetts in leichtem Rosa. Der weiße Halbmond, die Lunula, kommt durch darunter liegende Matrixzellen, die sich besonders häufig teilen, zustande.

Wie schnell wächst der Nagel?

Je schneller sich die Zellen der Nagelmatrix teilen, desto schneller wächst der Nagel. Ein Fingernagel wächst durchschnittlich 0,5 bis 1,2 Millimeter je Woche. Fußnägel wachsen sehr viel langsamer. Bei jungen Menschen, guter Durchblutung und gutem Ernährungszustand wachsen die Nägel deutlich schneller.

Und was sind die typischen Nagelkrankheiten?

Die wohl häufigste Nagelkrankheit überhaupt ist der Nagelpilz – meist an den Füßen, seltener an den Händen. Die Nagelplatte verfärbt sich oft gelblich und löst sich vom Nagelbett, sie wird bröcklig. Nagelveränderungen sind auch häufig bei der Schuppenflechte zu beobachten. Hier finden sich neben kleinen Grübchen in der Nagelplatte Veränderungen, die einem Nagelpilz ähneln. Sie müssen jedoch ganz anders behandelt werden. Daneben gibt es alle Arten von Störungen des Nagelwachstums, die durch vorausgegangene – häufig Jahrzehnte zurückliegende – Verletzungen verursacht wurden. Auch unter bestimmten sportlichen Belastungen können die Nägel besonders leiden. So gibt es zum Beispiel kaum einen Profi-Fußballer, der nicht irgendeine Veränderung an den Fußnägeln aufweist.

Wenn sich Krankheitszeichen des Körpers auch am Nagel zeigen, treten diese Symptome dann zeitgleich mit der Erkrankung auf?

Nein, das ist so gut wie nie der Fall. Durch das langsame Wachsen des Nagels sieht man die Symptome in der Nagelplatte meist erst Wochen bis Monate später. Dies erschwert oft die Interpretation des richtigen Kausalzusammenhangs, da die auslösende Ursache vielleicht schon längst wieder behoben ist.

Wieso kommt es zu brechenden, spröden oder auch splitternden Nägeln?

Diese Symptome kann man bei fast allen Erkrankungen des Nagels sehen. Man findet sie jedoch auch bei Menschen, deren Nägel ansonsten gesund sind. Das liegt dann meist daran, dass die Patientin/der Patient häufig in Kontakt mit Chemikalien und Lösungsmitteln kommt oder in feuchter Umgebung arbeitet. Durch ständigen Wasserkontakt kommt es zur Austrocknung der Nagelplatte. Dies klingt paradox, Feuchtigkeit trocknet jedoch aus. Ein ständig feuchter und aufgeweichter Nagel, der immer wieder trocknet, wird im Verlauf immer trockener. Dies führt zur Lockerung der aneinander haftenden Zellen der Nagelplatte mit schichtweisem Abblättern am freien Rand. Wichtig ist daher, die Nägel kurz zu halten und ständigen Wasserkontakt zu meiden. Man kann auch über Nacht Fette und Öle auftragen, die die Nagelplatte pflegen – zum Beispiel Preval Onyx. Auch hat sich nach meinen Beobachtungen bei brüchigen Nägeln die Gabe von Vitamin H – Biotin – und Zink bewährt, obwohl dies durch wissenschaftliche Studien nicht ausreichend belegt ist.

Was sagen quer laufende Rillen in der Nagelplatte aus?

Quer verlaufende Furchen in der Nagelplatte – Beau'sche Querfurchen – und quer verlaufende bandförmige Weißfärbungen – Mees'sche Bänder – können anzeigen, dass es einige Wochen oder Monate zuvor eine Störung im Körper gab, die zu einer vorübergehenden Beeinträchtigung der Nagelbildung geführt hat. Die Nagelmatrixzellen wurden sozusagen kurzfristig irritiert oder außer Gefecht gesetzt. Solche Veränderungen kann man nach Vergiftungen mit Schwermetallen – zum Beispiel Thallium, Arsen, Antimon, Quecksilber – oder nach Infektionen, Entzündungen – auch Ekzemschüben – sowie nach Chemotherapien sehen. Nagelveränderungen dieser Art zeigen sich immer gleichzeitig an allen Nägeln.

Worauf deuten Farbveränderungen der Nägel hin?

Der gesunde Nagel ist zartrosa, wobei die Farbe durch die Durchblutung des Nagelbetts bestimmt wird. Drückt man auf die Nagelplatte, lässt sich das Blut aus den Blutgefäßen des Nagelbetts entfernen und die Nagelplatte wird weiß. Bei Menschen mit schwarzer Hautfarbe werden auch Melaninpigmente in die Nagelplatte eingelagert, sodass sich hier bei Druck auf die Nagelplatte dunkle Streifen im Nagel zeigen können. Bei hellhäutigen Menschen sind dunkle Streifen im Nagel immer abklärungsbedürftig, da es sich theoretisch auch um einen frühen schwarzen Hautkrebs handeln kann, der von der Nagelmatrixregion ausgeht. Dunkle Nägel können unterschiedliche Ursachen haben. Sie können von einer Schicht auf dem Nagel, der Nagelplatte selbst oder vom Nagelbett ausgehen. So findet man zum Beispiel häufig bei Kontakten mit Filmentwicklern, Haarfärbemitteln oder bei Kontakt mit anderen pigmentierten Substanzen Farbauflagerungen auf der Nagelplatte. Rot- und Blaufärbungen des Nagels weisen meist auf Einblutungen oder auf eine verstärkte Durchblutung des Nagelbetts hin. Braunverfärbungen finden sich häufig bei starken Rauchern. Sehr selten ist das Yellow-Nail-Syndrom mit Gelbverfärbung aller Nägel, dessen Ursache in einer Störung der Lymphzirkulation der Fingerendglieder vermutet wird.

Häufig sieht man kleine weiße Flecke in der Nagelplatte. Was hat das zu bedeuten?

Man vermutet, dass kleine Verletzungen des Nagelorgans – Mikrotraumen – Ursache der punktförmigen weißen Flecken in der Nagelplatte sind.

Was sagt ein weißer Längsstreifen im Nagel?

Ein solcher Längsstreifen zeigt immer an, dass nicht alle Zellen der Nagelmatrix geschädigt wurden, sondern nur wenige in einem kleinen Bereich. Von diesen kann dann ein verändertes Nagelwachstum mit Bildung von Längsstreifen ausgehen. Dieser Längsstreifen ist Zeichen einer gestörten Verhornung der Nagelplatte oder Folge einer fehlenden Haftung der Nagelplatte am Nagelbett.

Wie lautet die Grundregel der Nagelpflege?

Kurz halten und nicht dran rumknibbeln. Je kürzer der Nagel, desto geringer ist die Wahrscheinlichkeit, dass die Nagelplatte am freien Ende durch Gegenstände von außen verletzt wird.

Mit Schere, Knipser oder Feile?

Wie man mag. Wichtig ist nur, dass die Fingernägel rund geschnitten oder gefeilt werden, die Fußnägel dagegen nicht. Sie sollten eine relativ gerade Linie haben, da die Nagelplatte ansonsten leicht am seitlichen Nagel einwächst und dort zu Entzündungen führt.

Zur Nagelpflege gehört auch das Zurückschieben des Nagelhäutchens …

… auf keinen Fall. Das sollte man wirklich lassen. Wenn das Nagelhäutchen – Cuticula – zu weit auf die Nagelplatte wächst, kann man es allenfalls minimal in Form bringen. Wichtig ist aber, dass immer noch ein Teil des Nagelhäutchens auf der Nagelplatte anheftet. Andernfalls öffnet man Keimen aller Art Tür und Tor. Besonders Hefepilze lieben eine solche Eintrittspforte sehr. Man spricht dann von einer Candida-Paronychie. Dies kann nicht nur Störungen des Nagelwachstums sondern auch Entzündungen, Rötungen und Schmerzen hervorrufen. Eine langfristige Tablettentherapie ist in diesen Fällen meist unvermeidlich. Übrigens: Studien haben jetzt gezeigt, dass bestimmte Nahrungsergänzungsmittel wie Cellagon felice offensichtlich die Beschaffenheit der Nägel und der Haare positiv beeinflussen.

8.
Die reine Haut

Sich zu waschen kann Genuss, kann lästige Pflicht, kann kulturelles oder auch religiöses Ritual sein, und Waschen kann …

… eine medizinisch-hygienische Notwendigkeit sein. Unsere Haut erneuert sich ständig. Die oberste Zellschicht besteht aus abgestorbenen Zellen, die sich langsam aus dem Hornhautverband lösen. Sie sind mit Talg und Schweiß durchmischt. Wir verlieren unter normalen Bedingungen etwa 0,5 Liter Schweiß am Tag, ohne es zu merken – was man eine Perspiratio insensibilis nennt. Hinzu kommen noch Schmutz und mikrobielle Bestandteile von außen sowie Reste alter Pflegeprodukte. Jeder, der einen ganzen-Tag lang ein weißes Hemd getragen hat, kann am Kragen leicht ablesen, was passiert. Das heißt, die Oberhaut unterliegt einer ständigen Verschmutzung und muss daher regelmäßig gereinigt werden.

Was passiert beim Schwitzen genau?

Schwitzen entsteht durch die Absonderung von Schweiß aus einem flächendeckenden Schweißdrüsensystem in der Haut. Das heißt, eine Schweißdrüse funktioniert nicht alleine, sondern alle Schweißdrüsen arbeiten zusammen. Schweiß besteht zu über 99 Prozent aus Wasser, die restlichen Bestandteile sind Kochsalz, Milchsäure, Zitronensäure, Ascorbinsäure, Harnstoff, Harnsäure und viele weitere Stoffe. Könnten wir nicht schwitzen, könnten wir nicht leben. Der Vorgang des Schwitzens ist also eine Einrichtung der Natur, die genauso wichtig ist wie der Herzschlag. Über das Schwitzen wird unsere Körpertemperatur reguliert. Schweiß soll helfen, dass unser Motor auch bei höheren Umgebungstemperaturen nicht heißläuft. Dies gelingt durch die Verdunstung von Schweiß, die unsere Haut und damit den Gesamtorganismus kühlt.

Schwitzen

Aber man schwitzt nicht nur, wenn es warm ist?

Nein, auch bei körperlicher Anstrengung, auch dann muss der Körper gekühlt werden.

Wie viel Schweißdrüsen hat der Mensch?

Der Mensch hat zwei bis fünf Millionen Schweißdrüsen. An Handinnenflächen und an den Fußsohlen ist die Konzentration der Schweißdrüsen am höchsten. Alle Schweißdrüsen sind bereits bei der Geburt vorhanden, das heißt im Laufe des Lebens kommen keine neuen hinzu. Dadurch ist ihre Dichte bei Babys besonders groß. Bezogen auf einen Quadratzentimeter der Hautoberfläche haben sie acht- bis zehnmal mehr Schweißdrüsen als Erwachsene.

Schwitzen Männer und Frauen gleichstark?

Mengenmäßig schwitzen Frauen etwas weniger als Männer. Das liegt aber nicht daran, dass Frauen weniger Schweißdrüsen hätten, da die Anzahl zwischen den Geschlechtern weitgehend identisch ist.

Kann man die Öffnungen der Schweißdrüsen auf der Haut sehen?

Nein, die Schweißdrüsenöffnungen sind winzig klein und man kann sie mit dem bloßen Auge nicht sehen. Neben diesen Schweißdrüsenporen gibt es weitere Poren, die bei einigen Menschen besonders gut in der Mitte der Gesichtshaut zu sehen sind. Diese Poren sind gleichsam der gemeinsame Ausgang für Haarfollikel und Talgdrüse.

Wir schwitzen zum Beispiel auch aus Angst.

Nicht nur bei Angst, es gibt ein emotionales Schwitzen bei einer psychischen Erregung, die sich auf unser vegetatives Nervensystem überträgt. Und wer gerne scharf ißt, weiß, dass man auch dabei ins Schwitzen geraten kann.

Der Stoffwechsel im Körper sorgt für die nötige Betriebstemperatur ...

... die immer in der Balance gehalten werden muss, da unser Organismus nur bei einer konstanten Temperatur von ca. 37 Grad Celsius störungsfrei funktioniert. Kommt es zu zusätzlichem Hitzestress von außen, zum Beispiel durch heißes Wetter oder durch vermehrte körperliche Aktivität, muss unsere Wärmeabgabe besonders gut funktionieren. Unter normalen Umständen erfolgt dieser Temperaturausgleich überwiegend über das Blutgefäßsystem in der Haut – man spricht von vasomotorischer Kontrolle. Eine Erweiterung der Blutgefäße in der Haut führt Wärme ab, eine Verengung verhindert die Wärmeabgabe. Bei sehr niedrigen Temperaturen sinkt der Stoffwechsel, und unser Körper versucht über andere Wege, beispielsweise Zittern, Wärme zu produzieren. Sind die Außentemperaturen dagegen hoch, etwa über 30 Grad, kommt das Schwitzen ins Spiel. Die

Wärmeabgabe funktioniert dann besonders gut, wenn der Schweiß bei Wind und trockener Luft rasch verdunstet. Ist die Luftfeuchtigkeit dagegen hoch, verdunstet der Schweiß nur schlecht, und unsere Kühlung funktioniert dann nicht mehr so gut. Bei feuchter Hitze fühlen wir uns deshalb auch nicht so richtig wohl. Bei großer körperlicher Belastung oder hohen Umgebungstemperaturen können mehr als fünf Liter Schweiß pro Tag ausgeschieden werden.

Schwitzen: ohne Geruch

Wie sieht Schweiß aus?

Normaler menschlicher Schweiß ist klar, farblos und ohne Geruch. Er sieht aus wie Wasser.

Gar kein Geruch?

Nein, zunächst nicht. Der Geruch des Schweißes entsteht durch seine bakterielle Zersetzung. Bestimmte Säuren im Schweiß wurden als Träger dieses Geruchs identifiziert. Auch zwischen den Geschlechtern scheint es beim Geruch des Schweißes Unterschiede zu geben. Weiblicher Schweiß riecht etwas säuerlicher und männlicher riecht bei der bakteriellen Zersetzung intensiver und stechender.

Nun riecht Schweiß ja nicht überall gleich. So geht ja zum Beispiel von der schweißnassen Handinnenfläche so gut wie kein Geruch aus, von anderen Körperstellen umso mehr.

Der Geruch des Schweißes ist abhängig von der Region, in der er entsteht. So riecht Fußschweiß bekanntermaßen völlig anders als Achselschweiß. Besonders unangenehm riecht Schweiß jedoch in den Regionen, in denen es neben den regulären Schweißdrüsen noch Duftdrüsen gibt. Diese Duftdrüsen kommen in den Achselhöhlen sowie der Brustdrüsen-, der Bauchnabel- und Genitalregion vor. Dieser Schweiß ist etwas dickflüssiger und auch nicht ganz so klar. Er vermischt sich rasch mit dem der regulären Schweißdrüsen. Die genaue Bedeutung dieser Duftdrüsen für den heutigen Menschen ist unbekannt. In der Urzeit spielten sie wahrscheinlich eine wichtige Rolle für die sexuelle Attraktion beziehungsweise die territoriale Abgrenzung. Heute betrachten wir sie eher als lästig.

Wenn Schwitzen so wichtig ist für den Körper, ist es dann nicht paradox, Schweiß zugleich als unästhetisch zu empfinden?

Das stimmt schon, aber ich glaube nicht, dass Schweiß generell als unästhetisch empfunden wird. Schweiß wird nur dann als unangenehm empfunden, wenn er sich auf einer seit längerem nicht mehr gewaschenen Haut bildet, denn nur dieser Schweiß kann durch die dort vorhandenen Bakterien zersetzt werden. Frischer Schweiß ist absolut geruchlos und nach meinem Empfinden auch nicht abstoßend. Vielleicht müssen einige Menschen in dieser Hinsicht etwas umdenken.

Es gibt Menschen, die 20 Kilometer joggen und erst ab Kilometer zehn anfangen, richtig zu schwitzen. Andere beginnen ihren Tag mit einem Schweißausbruch, sobald sie sich bewegen. Warum?

Das Schwitzen und seine Regulation unterliegt nicht unserer willentlichen Kontrolle. Es ist abhängig von zahlreichen Richt- und Stellgrößen, die vegetativ gesteuert werden. Da jeder Mensch seine eigene und sehr individuelle Steuerung hat, lässt sich auch erklären, dass es beim Schwitzen erhebliche individuelle Unterschiede gibt.

Nehmen wir den normalen Tagesablauf. Was muss man tun, um trotz aller Anstrengungen einigermaßen frisch, das heißt auch geruchsfrisch zu bleiben?

Um Schwitzen in bestimmten Regionen, zum Beispiel in Achselhöhlen, abzuschwächen und um einen mit Schweiß verbundenen, unangenehmen Geruch zu verhindern, gibt es zwei Möglichkeiten. Zum einen kann man versuchen, die Schweißbildung durch so genannte Antiperspirantien einzudämmen, zum anderen kann man versuchen, den schweißbedingten Geruch mit Deodorantien zu bekämpfen. Beides funktioniert leider nur zum Teil.

Frische

Was sind Antiperspirantien?

Antiperspirantien sind Stoffe, die Schweiß von vornherein verhindern sollen. Meist sind es Aluminiumchloridverbindungen in Gelform, die einmal täglich, zum Beispiel in der Achselhöhle, aufgetragen werden. Bei wirklich übermäßig starkem Schwitzen leisten sie in den Achselhöhlen und auch an den Händen relativ gute Dienste.

Morgens aufgetragen – bis abends frisch?

Nicht morgens, am besten trägt man Antiperspirantien abends auf die gereinigte Haut auf, da die Aktivität der Schweißdrüsen nachts geringer ist und die Lösungen dann gut in die Drüsengänge eindringen können. Daneben gibt es zur Behandlung stark erhöhter Schweißdrüsenaktivität ein elektrisches Verfahren mit der so genannten Leitungswasser-Iontophorese. Das Verfahren eignet sich gut für die

Behandlung des starken Schwitzens an Händen und Füßen. Leider ist es in den Achselhöhlen nicht sehr geeignet.

Es gibt auch Medikamente gegen starkes Schwitzen?

Ja, dafür gibt es Medikamente, die so genannten Anticholinergika. Allerdings muss man eine Reihe von Nebenwirkungen wie Mundtrockenheit oder Sehstörungen berücksichtigen, was solche Arzneistoffe nicht sehr empfehlenswert macht.

Und eine medizinisch-kosmetische Methode?

Auch das ist möglich – man kann Schweißdrüsen auch durch Injektionen mit Botulinumtoxin A – Botox – hemmen.

Ein Teufelszeug – glättet Falten ...

... und blockiert, wenn es in hoher Verdünnung durch viele kleine Stiche in die ganze Schweißdrüsenregion gespritzt wird, die Nervenimpulse, die die Schweißdrüsen aktivieren. Die betroffenen Patientinnen und Patienten haben schon nach wenigen Tagen eine ultratrockene Haut und sind damit meist überglücklich. Obwohl diese Methode sehr wirkungsvoll ist und die Schweißbildung meist komplett stoppt, hat sie den Nachteil, dass sie regelmäßig wiederholt werden muss und auch relativ teuer ist.

Wenn das alles nicht hilft oder im jeweiligen Fall nicht zweckmäßig ist – sollte man dann die Schweißdrüsen entfernen?

Wenn gar nichts anderes mehr hilft, bietet sich auch die operative Entfernung der Schweißdrüsen durch diverse Verfahren an. Das ist natürlich etwas aufwendiger, stellt die Menschen, die zuvor oft einen enorm hohen Leidensdruck hatten, jedoch meistens sehr zufrieden.

Zurück zur Körperpflege: Auch Deos helfen, Körpergeruch zu dämpfen.

Zur Vermeidung von Körpergeruch durch Schweiß, der sich bakteriell zersetzt, steht an erster Stelle immer noch die tägliche Ganzkörperwäsche mit Wasser und Seife oder Duschgels.

Jeden Morgen die große Seifenwäsche, aber was ist nachmittags?

Es stimmt schon, das allein reicht häufig nicht aus, um auch am späten Nachmittag und Abend noch frisch zu riechen. Das Problem sind meist die Achselhöhlen, da hier neben den regulären Schweißdrüsen noch sehr viele Duftdrüsen liegen.

Achselhaare rasieren?

Das ist sowieso besser, für Männer übrigens ebenso wie für Frauen. Aber: Das Rasieren hilft zwar, beseitigt das Geruchsproblem jedoch nur teilweise. Gegebenenfalls muss man sich eben nochmal waschen – und die Kleidung wechseln.

Die Werbeslogans, die gleichsam ein von Schweiß ungetrübtes Leben versprechen, sind fast so legendär wie die Zigarettenwerbung der 60er und 70er Jahre. Braucht ein Mensch, der hautstatistisch gesehen normal veranlagt ist, sich regelmäßig wäscht und pflegt, ein Antitranspirat, einen Deoroller oder etwas Ähnliches?

Ich kenne sehr viele Menschen, die trotz höchstem Reinlichkeits- und Geruchsempfinden keinerlei Deos verwenden. Es kommt immer darauf an, wie lange man in seiner Kleidung steckt. Wer früh um sieben Uhr das Haus verlässt, einen stressigen Job in einem überhitzten Büro hat und erst abends um 20 Uhr daheim ist, kommt meist ohne ein Deo oder eine frische Bluse für die zweite Tageshälfte nicht zurecht. Wer dagegen mit luftiger Kleidung das Haus verlässt, um einem Halbtagsjob nachzugehen, braucht möglicherweise kein Deo. Das muss jeder für sich selbst entscheiden.

Was ist besser, Roller, Spray, Puder?

Das kommt ganz auf den persönlichen Geschmack an. Es führt aber grundsätzlich kein Weg daran vorbei, dass Waschen besser als Sprayen ist. Niemand weiß, wenn er sich ein Antitranspirant oder ein Deo kauft, ob er das auch vertragen wird und ob es hält, was es verspricht …

… nämlich Schweißgeruch zu unterbinden.

Genau. Deos binden den unangenehmen Geruch und überdecken ihn mit Hilfe von Parfüm. Viele Deos enthalten auch Antiseptika, die verhindern, dass die Bakterien sich auf der Hautoberfläche anreichern. Ohne Bakterien kann der Schweiß sich nicht zersetzen und den unangenehmen Körpergeruch produzieren. Hautirritationen und Kontaktallergien gegen Inhaltsstoffe der Deos waren früher sehr häufig, finden sich jedoch heute nur noch selten. Die meisten Deos sind heute sehr hautverträglich und reizen die empfindliche Haut der Achselregion auch bei häufigem Gebrauch nicht.

Wie kommt es, dass einige Menschen – unabhängig vom Schwitzen – einen unangenehmen Körpergeruch haben?

Der Duft der völlig unparfümierten, reinen Haut ist höchst unterschiedlich. Da das genetisch bedingt ist, ist natürlich klar, dass diese persönliche Note nur schwer zu beeinflussen ist. Auch die Nahrungsaufnahme kann großen Einfluss auf den Körpergeruch haben. Dies wissen wir zum Beispiel von Knoblauch, dessen Genuss wir den Menschen in unserer Umgebung auch durch eine noch so gründliche Mundhygiene nicht verbergen können. Hier duften wir im wahrsten Sinne des Wortes aus allen Poren. Auch sind hormonelle Einflüsse von Bedeutung, so kann zum Beispiel die Haut während unterschiedlicher Zyklusphasen völlig unterschiedlich riechen.

Alles in allem heißt das …

… dass für jeden, ob mehr oder weniger schwitzend, regelmäßiges Waschen genauso wichtig ist, wie es unerlässlich ist, die Unterwäsche mindestens einmal täglich zu wechseln. Idealerweise sollte auch die Bettwäsche mindestens einmal pro Woche gewechselt werden. Wer dann etwa bei langen und stressigen Tagen im Büro zudem noch ein Deo verwendet, sich vor Abendveranstaltungen noch einmal richtig wäscht und frisch anzieht, der kann absolut keinen unangenehmen Körpergeruch entwickeln. Menschen, die einen unangenehmen Geruch entwickeln, haben meist ein Defizit bei einem der aufgezählten Punkte – auch wenn sie dies nicht zugeben.

Bettwäsche

Sauberkeit: Die reine Haut braucht vor allem Wasser …

… und Seife. Schmutzige Haut ist bedeckt mit einer großen Zahl unterschiedlicher Substanzen, die zum Teil wasserlöslich und zum Teil fettlöslich sind. Wären es nur wasserlösliche Substanzen, genügte klares Wasser. Wären es nur fettlösliche Substanzen, könnte man auch Öle nehmen, die allerdings eine Ölschicht auf der Haut zurücklassen würden. Um wasser- und fettlösliche Schmutzpartikel gleichzeitig zu entfernen, braucht man waschaktive Substanzen, die wir auch als Detergenzien bezeichnen. Das kann Seife im klassischen Sinne sein, das können auch synthetische Detergenzien, so genannte Syndets sein. Während Syndets erst in den vergangenen Jahrzehnten entwickelt wurden, ist die Seife so alt wie die Kulturgeschichte der Menschheit. Schon im dritten Jahrtausend vor unserer Zeitrechnung wurde auf sumerischen Keilschrift-Tontafeln, die zwischen Euphrat und Tigris gefunden wurden, über den Gebrauch von Seifen berichtet, die aus Öl und Pottasche hergestellt wurden.

Wie wird Seife und wie ein Syndet gemacht?

Seife besteht aus Salzen von Fettsäuren. Bei der Herstellung wird eine Fett-Öl-Mischung, zum Beispiel 80 Prozent Rindertalg und 20 Prozent Kokosöl, mit Natronlauge zusammengegeben. Daraus entsteht Glyzerin und das Natriumsalz der Fettsäure. Diesem Fettsäuresalz werden Zusatzstoffe wie Antioxidantien, Farbstoffe, pflegende Öle, Vitamine und so weiter zugesetzt. Das Ganze wird dann in eine feste Form gegossen – fertig ist die klassische Feinseife. Wird statt Natrium Kalium verwendet, entsteht die typische Schmierseife.

Rindertalg – Seifen sind meist tierischen Ursprungs?

Ja, das ist die klassische Seife. Aber es gibt auch Seifen pflanzlicher Art, zum Beispiel auf Olivenölbasis.

Warum ist Seife in den vergangenen Jahren so in Verruf geraten?

Bei richtiger und zurückhaltender Anwendung hat Seife keine Nachteile, sondern nur Vorteile. Ins Gerede gekommen ist die Seife, weil sie eine starke alkalische Reaktion verursacht. Dies entspricht nicht dem natürlichen pH-Wert der Haut, der im sauren Bereich liegt. Zu viel Seife kann bei einigen Menschen die Hautbarriere stören. Eine Gefahr, die jedoch völlig überbewertet und fehlinterpretiert wird. Die gesunde Haut kann die alkalische Reaktion rasch neutralisieren und den natürlichen Säureschutzmantel in kürzester Zeit wieder aufbauen. Bei Babys und bei sehr alten Menschen kann diese Fähigkeit jedoch eingeschränkt sein, sodass zu viel Seife tatsächlich zu relevanten Störungen der Hautbarriere führen kann. Dies begünstigt Keimansiedlungen auf der Haut. Einen gewissen Nachteil können Seifen jedoch auch bei der empfindlichen Gesichtshaut haben, da bei hartem, das heißt sehr mineralhaltigem Wasser, reizende Seifenrückstände – so genannte Kalkseifenrückstände – auf der Haut verbleiben können.

Was bevorzugen Sie persönlich?

Ich mache mir da keine Sorgen. Ich habe eine unkomplizierte Haut und nehme alles, was ich in die Hände bekomme. Auf Autobahnraststätten selbstverständlich Flüssigseife aus Spendern, was hygienisch unerlässlich ist. Ansonsten finde ich, dass ein Stück Seife wesentlich besser ist als sein Ruf. Außerdem vermitteln Seifen, die gut in die Hand passen, ein schönes Tastgefühl. Ich halte gern ein Seifenstück in der Hand, zumindest in meiner eigenen Dusche. Wer Duschgel besser findet, warum nicht?

Cremeseifen, deodorierende Seifen, Babyseifen, Rasierseifen, Flüssigseifen …

… das sind Varianten mit Zusätzen wie pflanzlichen Ölen, desinfizierenden Substanzen, Duftstoffen, Vitaminen und anderem. Flüssigseifen sind meist auf Kalium- und nicht auf Natriumbasis hergestellt. Bei all diesen Varianten handelt es sich jedoch prinzipiell immer um Seifen im herkömmlichen Sinne, die auf der eingeschäumten Haut einen deutlich alkalischen pH-Wert erzeugen. Die Zusätze haben, wenn überhaupt, nur marginale Wirkungen und werden mehr von Marketingabteilungen als von dem tatsächlichen Nachweis einer Verbesserung des Produktes diktiert. Zu bedenken ist auch, dass die Reinigungskraft durch Zusätze gestört werden kann, wodurch die ursprüngliche Aufgabe des Produkts – nämlich zu reinigen – natürlich konterkariert wird.

Was hat man sich unter Syndet vorzustellen?

Das Wort Syndet setzt sich aus der ersten Silbe des Wortes »synthetisch« und der ersten Silbe des Wortes »Detergens« zusammen. Es handelt sich also bei Syndets um synthetisch hergestellte waschaktive Substanzen, die auch als Tenside bezeichnet werden. Genau wie bei Seifen haben die Moleküle einen wasserlöslichen und einen fettlöslichen Teil, sodass sie sich an Grenzflächen zwischen wasserlöslichen und fettlöslichen Schmutzteilchen ansammeln. Syndets können daher genau wie Seifen Schmutz in Wasser lösen. Durch Mischung verschiedener Tenside können das

Reizpotential, die Reinigungskraft und die Schaumwirkung der einzelnen Substanzen gesteuert werden. Durch Zugabe von Säuren kann ein beliebiger pH-Wert eingestellt werden, zum Beispiel ein solcher, der im Größenordnungsbereich des leicht sauren pH-Werts der Haut liegt. Dies ist nach wie vor eines der Hauptargumente, das Befürworter von Syndets gegenüber den klassischen Seifen anführen. Wie bei Seifen können auch Syndets zahlreiche Zusatzstoffe wie pflegende Öle oder Duftstoffe enthalten. Ein Nachteil von Syndets gegenüber Seifen ist die so genannte »Versumpfung«, das heißt, bleibt ein Syndetstück in einer wasserhaltigen Seifenschale liegen, verliert es seine Festigkeit und löst sich auf. Um die Möglichkeit einer solchen Versumpfung in feuchtem Milieu zu verringern, werden Syndets von den Herstellern meist in gebogener Form angeboten, wodurch sie nicht in voller Länge aufliegen. Auch bei modernen Duschgelen handelt es sich in der Regel um Syndets. Bei einer fett-feuchten Haut, die zu Akne neigt, sollten Syndets im leicht sauren Bereich angewendet werden. Bei fettarm-trockener Haut sind Syndets im neutralen bis leicht alkalischen Bereich vorzuziehen, da dies die Quellwirkung in der Oberhaut verbessert und dadurch den Feuchtigkeitsgehalt in den oberen Hautschichten erhöht.

Ist eine Hautwäsche besonders intensiv, wenn das Waschmittel gut schäumt?

Nein, eine starke Schaumbildung, egal ob unter der Dusche oder im Schaumbad, darf nicht mit starker Reinigungskraft verwechselt werden. Auch gering schäumende Seifen und Tenside können die Haut hervorragend reinigen.

Was sollte man denn Ihrer Meinung nach nehmen, Seife oder Syndet?

Das muss jeder für sich selbst entscheiden. Syndets haben gegenüber Seifen Vor- aber auch Nachteile. Die Vorteile – und damit wird meist geworben – sind ein beliebig einstellbarer pH-Wert und fehlende Kalkseifenrückstände auf der Haut. Die Nachteile sind eine leichte Auflösung des Syndetstücks in Wasserresten sowie der generell deutlich höhere Preis im Vergleich zur Seife. Da alle waschaktiven Substanzen, egal ob Seife oder Syndet, eine entfettende und damit häufig auch eine hautreizende Wirkung entfalten können, sollte der Hautkontakt mit diesen Substanzen möglichst kurz sein. Hierdurch wird die Irritierbarkeit deutlich gesenkt.

Waschanleitung: von Kopf bis Fuß

Ist das klassische Vollbad dem Duschbad aus der Sicht der Haut vorzuziehen?

Duschen

In jeglicher Hinsicht nein. Das Duschbad ist kurz, erfrischend und effektiv, das heißt ermöglicht eine sehr gute Hautreinigung. Das Vollbad wird heute mehr als Verwöhn- und Entspannungsbad angesehen, wenn genügend Zeit vorhanden ist. Ein Vollbad kann durch pflegende Öle oder Badezusätze angereichert werden, die den wohltuenden Entspannungscharakter erhöhen. Von austrocknenden Schaumbädern, wie sie früher häufig angewendet wurden, ist abzuraten. Sowohl Dusch- als auch Vollbäder sind wertvoll. Alles zu seiner Zeit.

Wie sollte eine Körperwäsche aussehen, wenn man zu einer besonders trockenen Haut neigt?

Bei einem solchen Umstand gilt besonders, dass das Duschbad dem Vollbad vorgezogen werden sollte. Die Duschzeit sollte kurz und das Wasser nicht zu heiß sein. Waschaktive Substanzen sollten äußerst sparsam eingesetzt werden und primär in Achsel- und Anogenitalregion zur Anwendung kommen. Es gibt absolut keinen Grund, seinen Rücken täglich mit Seife abzuschrubben. Darüber hinaus wurden in den letzten Jahren sehr gute Duschöle mit milden Tensiden entwickelt, die sanft reinigen und die Haut mit Lipiden pflegen. Häufig wird hier auch von einer Rückfettung gesprochen. Statt sich kräftig abzutrocknen, sollte die Haut nach der Wäsche nur abgetupft werden. Der Zeitpunkt unmittelbar nach dem Abtrocknen ist auch ein idealer Zeitpunkt für eine Körperpflege mit Bodylotions. Dies am besten in Form einer so genannten Tandemtherapie. Morgens eine leicht Hydrolotion, die rasch einzieht, damit die Kleidung nicht gleich mit eingefettet wird. Abends dann eine reichhaltigere Lipidlotion mit einem höheren Fettanteil.

Was macht man, wenn die Haut so trocken ist, dass sie bereits juckt?

Wenn es bereits zum Auftreten von Austrocknungsekzemen, das heißt zu richtigen Entzündungen der Haut gekommen ist, sollte ein Hautarzt konsultiert werden. Dieser kann meist mit einer Blickdiagnose Ekzemerkrankungen anderer Ursache abgrenzen und die richtige Therapie einleiten. Handelt es sich lediglich um eine trockene, juckende Haut, sollten Körperlotionen und Körpercremes zur Anwendung kommen, die reich an Feuchthaltemitteln sind. Die wichtigsten Feuchthaltemittel sind heutzutage

Glyzerin und Harnstoff. In Pflegeprodukten sollte die Konzentration von Harnstoff am besten zwischen fünf und 10 % liegen. Bei Harnstoff handelt es sich um ein geruchsloses Molekül, das in unserer Oberhaut die Speicherkapazität für Wasser erhöht und damit Austrocknungen entgegenwirkt. Auf der kindlichen beziehungsweise sehr empfindlichen Haut kann Harnstoff auch reizen. In diesen Fällen sollte er gemieden werden. Bleibt der Juckreiz trotz der empfohlenen Maßnahmen bestehen, kann den Pflegecremes auch das Lokalanästhetikum Polidocanol zugesetzt werden. Dieses allerdings nur gelegentlich. Die Verwendung von Menthol und anderen ätherischen Ölen wirkt kurzfristig kühlend und erfrischend, fördert jedoch die Austrocknung und ist damit kontraproduktiv.

Wie und womit wird das Gesicht am besten gereinigt?

Die Reinigung des Gesichts ist einfach, wird aber gerne als hochkomplexes Thema dargestellt. Je trockener die Haut, desto zurückhaltender sollten Seifen oder Syndets eingesetzt werden, da alle waschaktiven Substanzen die Haut nicht nur reinigen, sondern auch den schützenden Hydrolipidfilm entfernen und die Haut dadurch reizen können. Alternativ können mildere Reinigungsmittel wie Waschcremes oder auch eine Reinigungsmilch angewendet werden. Ob mit Seife oder einem Syndet gereinigt wird, ist eine Geschmacksfrage. Nachteil der Seife ist das gelegentliche Zurückbleiben von Kalkseifenrückständen bei Verwendung von hartem Wasser. Die häufig ins Feld geführte alkalische Reaktion der Haut wird – wie schon gesagt – überbewertet und kann bei der gesunden Haut vernachlässigt werden. Eine gesunde Haut ist in der Lage, die alkalische Reaktion nach einer Seifenwaschung nach kürzester Zeit wieder auszubalancieren. Bei den meisten Gesichtsreinigungsmitteln handelt es sich heutzutage um

Syndets unterschiedlicher Waschstärke und mit unterschiedlichen pH-Werten. Eine Gesichtswäsche muss auch nicht wie ein Ritual immer gleichmäßig intensiv durchgeführt werden. So ist es besonders hautschonend, wenn man zwischenzeitlich immer mal einen Tag einlegt, an dem nur mit Wasser gereinigt wird. Außerdem kann jeder selbst entscheiden, wie viel Seife oder Syndet er dem Waschwasser beimengt. Gelegentlich genügen Spuren, um den Job gut zu verrichten.

Wie reinigt man das Gesicht, wenn Rötungen und Entzündungen vorhanden sind?

In diesem Fall sollten waschaktive Substanzen wie Seifen und Syndets vorübergehend völlig weggelassen werden. Es spricht überhaupt nichts dagegen, das Gesicht mal über mehrere Wochen nur mit klarem Wasser zu reinigen.

Sollte man nach der Gesichtsreinigung und vor dem Auftragen einer Gesichtspflege ein Gesichtswasser verwenden?

Das ist eine Glaubensfrage. Wenn das Gesicht mit Seife gereinigt wird, kann ein Gesichtswasser, ein so genanntes Tonic, vorteilhaft sein, da die Gesichtswasser demineralisiert sind und sich Kalkseifenrückstände – sofern vorhanden – damit sicher gut entfernen lassen. Wenn man sich zur Anwendung eines Gesichtswassers entschließt, sollte man bedenken, dass einige alkoholhaltig und andere alkoholfrei sind. Wer eine ölige und zu Unreinheiten neigende Haut hat, kann von einem alkoholhaltigen Tonic profitieren, das nicht nur Fettreste entfernt, sondern auch erfrischt, kühlt und leicht desinfiziert. Wer eine trockene und leicht reizbare Haut hat, sollte auf alkoholhaltige Tonics unbedingt verzichten.

Gibt es besondere Regeln zur Reinigung der öligen Gesichtshaut?

Ist die Talgdrüsenaktivität im Gesicht hoch und die Hautoberfläche entsprechend ölig, sollte die Konzentration der waschaktiven Substanzen höher sein. Seife oder Syndet sind besonders in diesem Fall die besten Reinigungsmittel.

Gesichtshaut

Wichtig für diesen Hauttyp ist auch, dass die verwendeten Make-up-Produkte möglichst ölfrei sein sollten. Alternativ kann auch ein Make-up-Produkt auf Basis einer Öl-in-Wasser-Emulsion verwendet werden, Produkte auf Basis einer Wasser-in-Öl-Emulsion sollten jedoch vermieden werden. Wenn zur Entfernung des Make-ups eine Reinigungscreme oder eine Reinigungsmilch angewendet werden muss, kann immer noch im Anschluss mit einer milden Seife oder einem milden Syndet nachgereinigt werden.

Wie muss die besonders trockene Gesichtshaut gereinigt werden?

Alle Reinigungsmaßnahmen entfernen den wertvollen Hydrolipidfilm auf der Hautoberfläche und damit auch die feuchtigkeitsbindenden Stoffe, das heißt, sie stören den »Natural Moisturizing Factor«. Die ohnehin schon trockene Gesichtshaut leidet hierunter besonders. Das Gesicht sollte bei diesem Hautzustand grundsätzlich nur abends vor dem Schlafengehen und hier entweder nur mit Wasser oder mit einer besonders milden waschaktiven Substanz – Seife oder Syndet – gereinigt werden. Diese sollten nicht mit heißem, sondern mit handwarmem Wasser angewendet werden. Für die morgendliche Gesichtsreinigung mit waschaktiven Substanzen gibt es keinen Grund. Da die Haut während des Schlafens nicht schmutzig wird, genügt morgens klares Wasser. Gesichtswasser, so genannte

»Refresher« oder »Tonics« müssen unbedingt alkoholfrei sein, da sie sonst die Gesichtshaut weiter austrocknen. Im Anschluss an die Reinigung sollten pflegende Emulsionen oder Cremes aufgetragen werden, die einen mittleren oder höheren Lipidanteil haben. Die Pflege sollte mit Substanzen durchgeführt werden, die dem Lipidbedarf, das heißt dem Fettbedarf der Haut angepasst sind. Eine Einteilung in Tages- und Nachtpflege ist nicht nachvollziehbar. Besser ist es, völlig unabhängig vom Tageszeitpunkt bei wenig Fettbedarf eine leichte Creme, bei mittlerem Fettbedarf eine mittlere Creme und bei hohem Fettbedarf eine reichhaltige Creme zu verwenden.

Wie sollte man sein Gesicht reinigen, wenn die zentralen Gesichtsareale eine ölige und Stirn-Augen-Region sowie Schläfenregion eine ausgesprochen trockene Haut aufweisen?

Dies ist ein häufiges Problem, und die zentralen fettigen Hautareale des Gesichts werden auch als »T-Zone« bezeichnet. Die Talgdrüsen sind überwiegend in dieser T-Zone lokalisiert, und bei hoher Aktivität wird diese Zone dann mit entsprechend viel körpereigenen Hautfetten, das heißt Talg versorgt. Not macht erfinderisch – hier muss jede Frau ihr eigenes Konzept entwickeln. Generell sollten in diesem Fall nur die zentralen – öligen – Gesichtsareale mit tiefreinigenden Gels gereinigt und für die peripheren Gesichtsareale eher eine Reinigungscreme oder -milch verwendet werden.

Wie ist es mit der Genitalregion. Muss diese extra gründlich gereinigt werden?

Dass die Genitalregion extra gründlich gereinigt werden muss, ist leider ein Irrglaube, der sich hartnäckig hält. Die

Genitalregion wird gereinigt wie jede andere Region auch, prinzipiell jedoch eher milder. Man ist immer wieder erstaunt, was einige Leute sich hier antun. In dem Gefühl, dass man »unten herum« besonders schmutzig wäre, wird hier mit desinfizierenden Seifen geschrubbt und die empfindlichen Schleimhäute und Übergangsschleimhaut mit Spülungen und Ausduschen malträtiert. Im Anschluss werden dann so genannte Intimdeos aufgetragen, damit sich hier ja kein unangenehmer Geruch entwickelt. Fakt ist, dass die Vagina mit ihrer natürlichen Befeuchtung mit einer effektiven Selbstreinigung und schützenden bakteriellen Flora ausgestattet ist. Genauso wie man Lippen und Mundhöhle nicht mit Seife auswäscht, macht man dies auch nicht mit der Vagina. Die sparsame Anwendung einer milden waschaktiven Substanz – Seife oder Syndet – von außen ist vollkommen ausreichend. Im Anschluss wird die Feuchtigkeit leicht abgetupft. Es ist ein Märchen zu glauben, dass sich innerhalb der Vagina schmutzige Flüssigkeiten und Sekrete ansammeln, von denen sie gereinigt werden muss. Das Gleiche gilt für die Region der Vulva, die äußere Genitalregion. Übermäßige Reinigung und parfümierende Substanzen reizen, irritieren und können Allergien auslösen. Die tägliche Reinigung mit klarem Wasser ist absolut ausreichend. Jede Form von Seife oder Syndet sollte in der Genitalregion äußerst sparsam zum Einsatz kommen. Wichtig ist auch das Tragen einer locker sitzenden und leicht absorbierenden Unterhose, am besten aus Baumwolle. Überall dort, wo Haut auf Haut trifft – und dazu gehört auch die Genital- und Leistenregion –, kann es leicht zu Wärmestaus, gehemmter Schweißabdunstung und Irritationen durch eng sitzende Kleidung kommen. Die meisten Probleme in dieser Region sind also hausgemacht. Die Faustregel für die Genitalregion ist, alles so einfach wie möglich zu halten und allen Marketingversuchungen, dass es hier ein ganz tolles und spezielles Reinigungs- und Pflegeprodukt gibt, zu widerstehen. Für den Intimbereich beiderlei Geschlechts gilt: reichlich Wasser und wenig Seife!

Also für Männer und Frauen?

Absolut, für Männer gelten prinzipiell die gleichen Regeln. Die Eichel und ihre Kranzfurche zum Penisschaft hin muss täglich einmal einer Reinigung unterzogen werden. In zahlreichen Kulturkreisen ist das Beschneiden üblich, damit die Eichel freiliegt. Aus rein hygienischen Gründen ist dies vorteilhaft, da sich zwischen der Vorhaut und der Eichel dann keine Rückstände von Sekreten der normalen Drüsen ansammeln können.

Müssen bei genitalem Juckreiz besondere Reinigungsmaßnahmen getroffen werden?

Genitaler Juckreiz bedarf immer, egal ob bei Mann oder Frau, einer Abklärung. Juckreiz in dieser Region kann einen zum Wahnsinn treiben, und die Gesellschaft unter anderen Menschen wird zur Qual. Man sehnt sich nach Einsamkeit, um sich in Ruhe kratzen zu können. Selbst Schmerzen lassen sich hier oft leichter ertragen als Juckreiz. Von einer gelegentlichen leichten Attacke dieser Art ist sicherlich jeder Mensch betroffen. Wird dies jedoch zum »Dauerbrenner«, muss ein Arzt konsultiert werden. Es gibt zahlreiche Veränderungen der Genitalregion, die einen quälenden Juckreiz machen können. Hierzu zählen Neurodermitis, Kontaktallergien, Infektionen, Bindegewebserkrankungen und Irritationen aller Art. Ein Dermatologe, Gynäkologe oder Urologe sollte die Region untersuchen. Er kann bakteriologische Untersuchungen durchführen und die Ursache erkennen oder zumindest eingrenzen. Nahezu immer lassen sich Probleme in dieser Region gut beherrschen. Von eigenen Behandlungsstrategien sollte man absehen, da hierdurch oft wertvolle Zeit bei der Diagnosestellung verloren geht.

Wie oft sind Hefepilze bei Juckreiz und anderen Beschwerden im Genitalbereich die Ursache?

Eine geringe Anzahl des Hefepilzes Candida im Bereich der Vulva und Vagina ist normal. Diese sind im bakteriellen Abstrich vereinzelt nachweisbar und gehören zur regulären Keimbesiedelung dieser Region. Zusammen mit einer Reihe von Bakterien, besonders den im sauren Milieu der Vaginalschleimhaut residierenden Milchsäurebakterien, den Laktobazillen, bildet die mikrobielle Flora dieser Region einen guten Schutzmantel gegen fremde Keime. Gefahr droht von den nur wenige Zentimeter entfernten Kolibakterien der Analschleimhaut. Aus diesem Grunde gibt es auch beim Abwischen des Pos besondere Regeln: nicht von hinten nach vorne, sondern von vorne nach hinten. Auch eine Antibiotikatherapie, die aus anderen Gründen durchgeführt wurde, kann zur Störung der bakteriellen Vaginalflora führen. In diesem Fall können die wenigen Hefepilze nicht mehr so gut in Schach gehalten werden und sich ungehemmt vermehren. Es kann dann zu der typischen vaginalen Candida-Infektion mit Rötung, Brennen und Juckreiz kommen. In besonders schweren Fällen finden sich auch weißliche Auflagerungen, gelbliche Eiterstippchen und ein vermehrter Ausfluss. Bei Immunschwächen und Diabetes sind Candida-Infektionen besonders häufig. Hier muss im besonderen Maße darauf geachtet werden, dass die Keimflora nicht durcheinander kommt.

Kann sich der Partner infizieren?

Die Candida-Infektion wird beim Geschlechtsverkehr gelegentlich auf den Partner übertragen, bei beschnittenen

Männern ist dies sehr selten, bei nicht beschnittenen Männern jedoch häufiger. In diesem Fall finden Hefepilze in der Wärme zwischen Eichel und Vorhaut ideale Wachstumsbedingungen und führen auch hier zu Rötung, Brennen und Juckreiz. In einem solchen Fall ist es wichtig, dass beide Partner zeitgleich behandelt werden, da es ansonsten zu einem andauernden »Pingpong-Effekt« kommt. Die Therapie wird meist mit Nystatin oder breitwirkenden lokalen Pilzmitteln durchgeführt. In hartnäckigen Fällen muss gegebenenfalls kurzfristig eine Therapie mit Tabletten durchgeführt werden. Da geringe Mengen von Hefepilzen auch in der Mundhöhle normal sind, ist es klar, dass Hefepilze nicht nur zwischen zwei Partnern, sondern bei entsprechenden Sexualpraktiken auch zwischen Mundhöhle und Genitalregion zirkulieren können.

9.
Die pflegende Kosmetik

Wenn die Haut als Teil eines gesunden Organismus von innen ernährt wird, warum ist sie dann noch auf Pflegesubstanzen von außen angewiesen?

Die Haut wird zwar von innen ernährt, steht dabei aber an allerletzter Stelle der Verwertungskette. Die mit der Nahrung aufgenommenen Nährstoffe werden über den Darm zunächst der Leber angeboten und dann an alle anderen Organe über den Blutkreislauf verteilt. Da die Haut aber am Rande des Organismus liegt und wichtige Teile der Haut, nämlich die Oberhaut, über keinen eigenen Blutkreislauf verfügen, können unter ungünstigen Bedingungen Versorgungslücken entstehen. Deutlich kann man dies zum Beispiel bei der Wundheilung der Haut sehen, die bei schlechter Ernährung sehr verzögert ist und manchmal überhaupt nicht vorankommt.

Woran kann man Versorgungslücken sonst noch erkennen?

Zum Beispiel daran, dass bestimmte Mangelerkrankungen wie Zink-, Vitamin-B- oder auch Vitamin-C-Mangel sich häufig zuerst durch Hautveränderungen bemerkbar machen. Der Wasserhaushalt der Haut sagt auch nicht immer etwas über den Wasserhaushalt des Gesamtorganismus aus. So kann der Körper gut hydriert sein und die Haut trotzdem ausgetrocknet. Würde der Mensch sich immer optimal ernähren, würde die Haut nicht von außen entfetten oder sonst wie geschädigt, und würden wir immer in einem geregelten, verträglichen, hautfreundlichem Klima leben – dann wäre es denkbar, dass die Haut auf zusätzliche Hilfe von außen verzichten könnte.

Aber so lebt niemand.

Eben. Wir waschen uns regelmäßig mit Seifen oder anderen waschaktiven Substanzen, die in die Hautchemie eingreifen. Von der großen Zahl möglicher schädigender oder irritierender Stoffe und Belastungen, denen wir im Alltag ausgesetzt sind, ganz zu schweigen.

Die Folge ist …

… dass die Haut ständig im Aufbau ihres wertvollen Schutzfilmes gestört und ihre eigenen Schutzmechanismen überfordert werden. Dies hindert die Haut daran, ihre wichtigste Aufgabe, nämlich die Aufrechterhaltung einer intakten Barriere, zu erfüllen. Gelegentlich schafft es die Haut aus eigener Kraft, Schäden, die zum Beispiel durch eine zu häufige Entfettung entstehen, wieder auszugleichen. Schafft sie es nicht, wird sie rissig, spröde, trocken, und die Barriere wird löchrig. Einen solchen Funktionsverlust der Haut kann man durch Nachweis eines erhöhten Wasserverlustes durch die Haut, den so genannten transepidermalen Wasserverlust, im Hautlabor untersuchen und erkennen. Die Haut neigt dann zu Rötungen, Juckreiz und Ekzemen. Manchmal genügen auch längere Aufenthalte in trockener Luft, etwa in einer Flugzeugkabine oder in überheizten Büroräumen, um das Gleichgewicht durcheinander zu bringen.

Wasserhaushalt

Also sollte man bei langen Flügen viel Wasser trinken?

Ob Flug oder nicht – das gilt immer. Aber es kann passieren, dass man nach einem langen Flug mit etwas zerknitterter und faltenreicher Haut landet, obwohl man extra sehr viel Wasser getrunken hat.

Weil das Wasser nicht in den oberen Hautschichten angekommen ist oder weil es auf dem Weg dahin verbraucht oder woanders hingeleitet wurde?

So ist es. Es gibt zahlreiche Lebensbedingungen, unter denen die reine Versorgung der Haut von innen nicht ausreicht und ein zusätzliches Schutz- und Pflegeprogramm von außen sinnvoll ist. Das heißt nicht, dass grundsätzlich jeder Mensch seine Haut mit einer Pflegecreme behandeln muss. Vor allem jüngere Menschen brauchen oft keinerlei Pflege. Mit fortschreitendem Alter tut der Haut jedoch eine durchdachte Behandlung gut. Hierzu sollten Pflegeprodukte aufgetragen werden, die auf den individuellen Bedarf und den Hautzustand ausgerichtet sind und deren Inhaltsstoffe die Regeneration der Haut fördern.

Bei welchen Umweltbedingungen ist eine Hautpflege besonders wichtig?

Besonders wichtig ist eine Hautpflege bei Kälte. Kälte trocknet aus. Wer bei Frost Wäsche in den Garten hängt, stellt fest, dass diese trotzdem trocknet. Zusätzlich können kalte Luft, Schnee oder kalter Regen durch Lähmung der feinen Gefäße Hautschäden verursachen. Aus diesem Grunde ist bei Kälte ein besonders sorgfältiger Schutz der Haut erforderlich, am besten durch lipidreiche Salben, das heißt Pflegeprodukte, die einen hohen Fettgehalt haben. Diese dichten die Haut nicht nur ab, sondern verhindern auch den Verlust von Feuchthaltefaktoren aus der Hornhaut. Zusätzlich kann die Gesichtshaut bei besonders großer Kälte vermummt werden, zum Beispiel mit einem Schal. Die größte Belastung besteht bei Sportarten im Schnee, da hier zusätzlich zur Kälte noch Fahrtwind, UV-Strahlung und bei erhöhter Anstrengung auch das Schwitzen hinzukommt.

Beim Sport wird einem warm, in etlichen Ländern ist Hitze ein Problem?

Bei Wärme ist die Hautpflege ebenfalls wichtig. Wärme allein ist jedoch nicht der entscheidende Punkt, wichtig ist Hautpflege bei trockener Wärme beziehungsweise Hitze und auch nach dem Sonnenbaden. Sonne entzieht der Haut Feuchtigkeit. Ein After-Sun-Pflegeprogramm (Hydrolotionen) ist deshalb besonders zu empfehlen. Auch Sportarten, die sehr schwitzintensiv sind, trocknen die Haut aus, weil mit dem Schweiß auch schützende Lipide und Feuchthaltefaktoren aus den obersten Hautschichten verloren gehen. Eine intensivierte Hautpflege nach schweißtreibenden Sportarten ist deshalb anzuraten, insbesondere wenn die Haut schon von Hause aus trocken ist.

Der körpereigene Schutzfilm ist eine Art Hülle für die Hülle?

Ja, das kann man so sagen. Dieser Schutzfilm, auch Hydrolipidfilm genannt, besteht aus Hornzellen, Kittsubstanzen, verschiedenen Zuckern, aus diversen Lipiden – also Fetten – wie Cholesterin, freien Fettsäuren und Triglycerin, aus Ceramiden, Vitaminen, Antioxidantien und zahlreichen weiteren kleinen Molekülen, die aufgrund ihrer biochemischen Eigenschaften große Mengen von Feuchtigkeit an sich binden können. Die Fähigkeit dieses »Cocktails«,

Feuchtigkeit in der Haut zu speichern, ist enorm wichtig für die Funktionsfähigkeit der Haut, nicht zuletzt auch für eine glatte und gesunde Oberfläche. Die Gesamtheit der Feuchtigkeit bindenden Stoffe in der Hornhaut, zu denen auch Harnstoff, Milchsäure, Aminosäuren sowie zahlreiche Elektrolyte wie Natrium, Kalium, Magnesium und Calcium gehören, wird auch wie schon erwähnt als »Natural Moisturizing Factor« bezeichnet.

Interessante Mischung – nach welchem Rezept wird die Natur-Mixtur angerührt?

Nach einem individuell festgelegten genetischen Programm. Genauer gesagt, die Haut synthetisiert für jeden Menschen bedarfsgerecht seine ihm eigene Komposition, die die Zusammensetzung dieses Hydrolipidfilms bestimmt. Die einzelnen Bestandteile sind bei Menschen aller Kontinente gleich, egal, ob schwarz oder weiß. Die Menge dieser Bestandteile variiert jedoch von Mensch zu Mensch erheblich, wodurch sich Unterschiede im Hauttyp, Hautzustand und bei Veranlagungen zu Hautproblemen erklären lassen.

Balsam für die Zelle

Ein gutes Pflegeprodukt sollte daher der biologischen Kunstfertigkeit der Natur möglichst nahe kommen?

Unbedingt. Ein gutes Kosmetikum sollte natürlich komponiert sein, den biologischen Bedürfnissen der Haut Rechnung tragen und nur Inhaltsstoffe enthalten, die der Haut dienen …

... das Steinkraus-Credo sozusagen ...

... wenn Sie so wollen, aber so feierlich muss man das gar nicht formulieren. Um es ganz genau zu sagen: Die Inhaltsstoffe sollten möglichst hautidentisch sein, da die Haut, wie ich eben dargestellt habe, mit ihrem einzigartigen Hydrolipidfilm selbst die allerbeste Kosmetik herstellt.

Wie sieht denn für Sie die ideale Komposition einer Pflegecreme aus?

Wenn man eine einzelne Hautzelle befragen könnte, in welcher Umgebung sie sich am liebsten aufhalten würde, würde diese Zelle sicher eine Zellnährflüssigkeit, über die sie Zugriff auf sämtliche Nährstoffe hat, gegenüber Wasser oder jedem anderen Stoff favorisieren. Eine solche Nährlösung wird zum Beispiel in biochemischen Laboratorien für Hautzellkulturen verwendet. Anders gesagt: Eine Zellnährflüssigkeit enthält sämtliche Stoffe, die eine Hautzelle zum Leben braucht. Hierzu gehören Mineralien, Spurenelemente, Vitamine, Aminosäuren, Glukose, Antioxidantien und vieles mehr. Diese Zusammensetzung entspricht der natürlichen Umgebung einer Hautzelle – ein Milieu, in dem sich Hautzellen besonders wohl fühlen. Dass eine solche Nährflüssigkeit besonders gut verträglich ist, liegt auf der Hand, da die Hautzellen sozusagen auf heimischem Terrain sind.

Braucht denn die Haut eine Nährlösung von außen? Die Haut wird doch von innen ernährt?

Natürlich wird die Haut im klassischen Sinne der Organversorgung nicht von außen, sondern von innen über den Blutkreislauf ernährt. Trotzdem beeinflussen äußerlich aufgetragene Produkte unsere Haut enorm. Wenn das nicht der Fall wäre, würde ja die ganze Therapie mit Salben in der Dermatologie nicht funktionieren. Es geht also bei einer Hautpflege mit biologischen Nährlösungen nicht darum, die Haut im herkömmlichen Sinne von außen zu ernähren, sondern es geht darum, physiologische Vorgänge in der Haut durch ein zellbiologisches Pflegekonzept von außen zu optimieren.

Die Idee einer solchen Pflegecreme-Komposition stammt aus der Zellbiologie. Ist das nicht alles viel zu komplex?

Pflegecreme

Natürlich können Sie die Haut mit einer x-beliebigen Creme pflegen. Daran ist überhaupt nichts auszusetzen. Die Frage war aber, wie für mich die ideale Komposition einer Pflegecreme aussieht. Für mich steht im Mittelpunkt eines idealen Pflegekonzepts immer die einzelne Hautzelle, und die wird nun einmal so am besten versorgt, wie es Forscher in zellbiologischen Laboratorien machen. Das gilt im Übrigen nicht nur für die Pflege, sondern auch für die Reinigung. Wenn wir unsere Haut nicht immer mit Seife und Tensiden, sondern gelegentlich auch mit milden Salzlösungen spülen, wie es in der Zellbiologie üblich ist, dankt uns die Haut das auch. Der primäre Ansatz von uns allen muss doch sein, unsere Haut so schonend und so physiologisch wie möglich zu reinigen und zu pflegen.

Dabei erwartet man bei Kosmetika doch eigentlich immer, dass da ein geheimer Wirkstoff mithilft, der alles strahlender macht.

Was verständlich ist, denn diese Erwartung wird durch die Werbung in aller Regel auch nach wie vor befördert. Bei allen Kosmetika, wenn man mal die vergangenen 50 Jahre betrachtet, ging es immer um eine geheimnisvolle Geschichte wechselnder Inhalte. Jeder interessiert sich dafür, was da drin ist, und will, dass es etwas Besonderes ist. So finden sich dann auch in guter Regelmäßigkeit immer wieder je nach Mode verschiedene Ingredienzien in den gängigen Luxuskosmetika. Dies wechselt alle paar Jahre über Inhaltsstoffe aus der Rinde exotischer, asiatischer Bäume bis hin zu Extrakt XY und so weiter.

Was die Hautzelle nur mäßig interessiert?

Der Mensch glaubt, dass die Hautzelle sich maximal für exotische Inhaltsstoffe interessiert. Die Hautzelle interessiert sich, wenn überhaupt, jedoch nur minimal für solche Stoffe. Alle Zellen unserer Haut sind kleine biochemische Powerfabriken, die zeitgleich zahlreiche, sehr komplexe Stoffwechselvorgänge verrichten können. Sie arbeiten nach einem festgeschriebenen genetischen Programm. Der Mensch stellt sich nun vor, dass der Haut ein bestimmtes Teil – wie in einem Puzzle – fehlt, und möchte der Haut dieses fehlende Teil in Form einer Kosmetik anbieten. Je nach Mode und Marketingausrichtung wechseln die Ingredienzien rasch. In Wirklichkeit ist es aber so, dass unsere Haut sehr genau weiß, was sie zu tun und zu lassen hat. Sie lässt sich in ihrem genetischen Programm nicht durch eine Pflegecreme von außen umstrukturieren.

Wie gut werden denn von außen aufgetragene Stoffe überhaupt von der Haut aufgenommen?

Die Aufnahme von Stoffen durch die Haut ist ein komplizierter biologischer Vorgang. Als lebendes Organ unterliegt die Haut ständigen Veränderungen, und die Aufnahme von Stoffen wird beeinflusst durch Hautdicke, Hautfeuchtigkeit, Hautdurchblutung und so weiter. Nahezu alle Substanzen, die von außen auf die Haut aufgetragen werden, können die intakte Hornhaut bis zu einem gewissen Grad durchdringen und in die lebenden Anteile der Oberhaut sowie in die Lederhaut gelangen. Von hier aus können sie über Lymphflüssigkeiten und das Blutgefäßsystem in den gesamten Kreislauf unseres Organismus gelangen. Wie gut eine Substanz von der Haut aufgenommen wird, hängt von ihren Stoffeigenschaften ab. Kleine und fettlösliche Stoffe gelangen besonders gut in die Haut. Man kann aber grundsätzlich davon ausgehen, dass alle Inhaltsstoffe eines Kosmetikums mehr oder weniger zu den lebenden Zellen unserer Haut vordringen.

Ein Beispiel?

Ein gutes Beispiel hierfür ist das Vitamin E. Von außen aufgetragen, kann es nach kurzer Zeit schon in allen Schichten der Haut nachgewiesen werden, das heißt, es liegt nicht passiv auf der Hautoberfläche rum, sondern durchdringt tatsächlich alle lebenden Hautschichten bis in die Lederhaut.

Wer sollte heutzutage eine Hautpflegeserie entwickeln: ein Dermatologe, ein Biochemiker oder ein Pharmazeut?

Am besten alle drei zusammen. Eine gute kosmetische Creme ist nie das Produkt eines einzelnen Kopfes. Auf der einen Seite braucht man klinische Kenntnisse aus der Dermatologie und eine jahrzehntelange Erfahrung über die Bedürfnisse der Haut. Auf der anderen Seite braucht es Kenntnisse aus Biochemie und Pharmazeutik, denn es muss ja auch berücksichtigt werden, ob unterschiedliche Stoffe in einer Rezeptur überhaupt kompatibel sind. Bei seiner täglichen Arbeit hat der Dermatologe unendlich viele Gelegenheiten, sowohl die gesunde Haut als auch die Problemhaut zu untersuchen. Hieraus ergeben sich Kenntnisse, die von besonderem Wert bei der Entwicklung eines Pflegekonzeptes sind. Viele Hautprobleme, unter denen Menschen leiden, sind hausgemacht. Der Biochemiker wiederum kennt die technischen Daten und die Raffinessen eines guten Laboratoriums, damit auch wirklich eine effektive, fein gerührte und haltbare Pflegecreme entsteht. Ein auf diese Weise fertiggestelltes Produkt resultiert also aus dem Schulterschluss zwischen Dermatologie und kosmetisch-biochemischem Know-how.

Wäre es nicht das Beste, die Haut einfach mit Naturkosmetik zu pflegen?

Naturkosmetik

Das klingt sehr schön. Dabei handelt es sich um so genannte natürliche Substanzen aus pflanzlichen, tierischen oder mineralischen Ressourcen. Der Verbraucher wiegt sich bei Verwendung von Naturkosmetik häufig in falscher Sicherheit. Pflanzen und ihre Extrakte können massive Allergien verursachen und die ungesättigten Verbindungen in Pflanzenölen biologische Reaktionen geradezu provozieren. All das steht dem gewünschten Ziel einer schönen Haut natürlich entgegen. Darüber hinaus variieren Naturkosmetika von Ernte zu Ernte und können auch durch Pestizide verunreinigt sein. Das Gleiche gilt für Algen aus Meeresregionen, die durch Schwermetalle belastet sind. Auch Naturkosmetika müssen gereinigt werden, was wiederum meist mit chemischen Mitteln geschieht. Dennoch gibt es keinen Grund, Naturkosmetik schlecht zu reden. Natürliche Ressourcen und eine biologische Abbaubarkeit sind ja prinzipiell wünschenswert. Es muss jedoch dringend davor gewarnt werden, so genannter Naturkosmetik einen Freifahrtschein für Wirksamkeit, Verträglichkeit und Unbedenklichkeit auszustellen.

Zu Ihrer Philosophie eines idealen Hautpflegeprodukts gehört auch der Verzicht auf Parfüm. Was verwundert, denn Kosmetika wurden bislang auch nach dem Kriterium beurteilt, gut sei, was gut duftet. Was haben Sie gegen schönen Duft?

Absolut nichts. In einer dermatologischen Pflegeserie halte ich die Verwendung von Parfüm jedoch für überflüssig beziehungsweise nicht angebracht. Es ist viel sinnvoller, eine weitgehend neutral duftende unparfümierte Hautpflege zu verwenden, mit der man sich nicht der Gefahr einer Duftstoffallergie aussetzt. Duft ist etwas sehr Individuelles. Wer sich parfümieren möchte, kann das ja zusätzlich mit seinem eigenen Parfüm machen.

Gibt es Zahlen, wie oft Duftstoffallergien tatsächlich vorkommen?

Von den Menschen, die eine Unverträglichkeit gegenüber einer Substanz aus unserer Umwelt haben, reagieren meiner Schätzung nach circa zehn Prozent auf Duftstoffe. Im Verhältnis zur gesunden Gesamtbevölkerung sind Duftstoffallergien selten, und die allermeisten Menschen vertragen Duftstoffe problemlos.

Können alle Duftstoffe Allergien auslösen?

Parfümeure arbeiten heute mit weit über tausend Düften und bisher wurden nur sehr wenige als Ursache einer Allergie erfasst. Aber unabhängig von Allergien führen bestimmte Duftstoffe auch zu Irritationen der Haut. In diesem Fall müssen sie natürlich ebenfalls gemieden werden.

Duft kann auch etwas überdecken?

Duftstoffe haben sicher den Vorteil, dass sie den nicht immer vermeidbaren leichten Eigengeruch der Rohstoffe in einem Kosmetikum überdecken.

Und deshalb riechen Cremes ohne Duftstoffe nach …

… den Inhaltsstoffen der Kosmetik und hier in erster Linie nach den Rohstoffen.

Haben Rohstoffe nicht einen unangenehmen Geruch?

Viele Rohstoffe können nahezu geruchlos sein, sodass es nicht notwendig ist, ihre Geruchsnote durch einen Duftstoff zu kaschieren. Dennoch gebe ich zu, dass die Verwendung von Duftstoffen in einem Kosmetikum nicht grundsätzlich schlecht sein muss. Hautpflegeprodukte, die dermatologisch ausgerichtet sind, sollten dabei aber zurückhaltend sein, um das Risiko von Irritationen und Allergien zu minimieren.

Eine anderer Stoff, den Sie nicht mögen: Es fühlt sich schön glatt an. Man streicht es auf die Haut, verreibt es nur leicht und es zieht scheinbar sofort ein. In den meisten, auch in den teuersten kosmetischen Salben ist Silikon. Was Sie nicht so gut finden. Warum?

Silikon zu verwenden ist sicher nicht schlimm und absolut legitim. Aber unbestritten ist auch: Die synthetischen Silikonöle kommen in der belebten Natur nicht vor und sind schwer abbaubar. Sie sind zwar nicht schädlich für die Haut, sie können von der Haut jedoch nicht verwertet werden. Silikonöle liegen lediglich auf der Hautoberfläche, das heißt, sie ziehen eben nicht ein. Dadurch vermitteln sie aufgrund ihrer glättenden Eigenschaft ein sehr gutes Hautgefühl beim Auftragen.

Kann man diesen angenehmen Effekt auch ohne Silikon erreichen?

Man kann – und zwar allein durch die harmonische Zusammensetzung der Rezeptur. Die sensorische Qualität muss durch die Gesamtkomposition der Creme, also durch alle Inhaltsstoffe erreicht werden. Eine Creme mit hochwertigen Rohstoffen kann heute so fein gerührt werden, dass sie sich auch ohne Silikonöle phantastisch anfühlt und sehr gut auf der Haut verteilen lässt.

Wohingegen man bei silikonhaltigen Cremes…

… die Rezeptur unter diesem Aspekt nicht richtig beurteilen kann. Man weiß nie, ob das schöne Gefühl beim Auftragen durch die Qualität der Rezeptur erreicht wurde oder lediglich Folge des Silikonöls ist.

Auch sehr teure Pflegecremes und Lotionen enthalten so genannte Emulgatoren. Wozu braucht man die?

Sie sind erforderlich, um alle notwendigen Komponenten für ein hochwertiges kosmetisches Produkt stabil in einer Zusammensetzung zu vereinigen. Dadurch entsteht ein wirkungsvolles Produkt. Normalerweise trennen sich Wasser- und Lipidanteile in einer Creme. Emulgatoren verhindern dies, indem sie beide aneinander binden. Idealerweise nimmt man solche Emulgatoren, die auch in der Lebensmittelindustrie verwendet werden. Das heißt, sie sollten von sehr hoher Qualität und Verträglichkeit sein.

Auch auf Konservierungsstoffe kann man offenbar nicht verzichten?

Nicht ganz. So wenig wie möglich, aber etwas muss sein. Alle Mikroorganismen, die Lebensmittel schlecht werden lassen, sind auch in der Lage, kosmetische Produkte anzugreifen. Die Kosmetikverordnung ist deshalb ja auch in die Lebensmittelgesetzgebung eingebunden. Wie bei den Lebensmitteln bewahren Konservierungsstoffe auch kosmetische Produkte vor dem Verderb.

Hautpflegeprodukte werden meist in schicker Verpackung, in Tiegeln oder Gläsern angeboten. Was halten Sie davon?

Creme-Spender

Wenig. Aus hygienischen Gründen favorisiere ich Creme-Spender oder Tuben. Die Verwendung von Spendern im Gegensatz zu Tiegeln erlaubt den Einsatz einer äußerst sparsamen Konzentration von Konservierungsstoffen, da die Möglichkeit einer Keimbesiedlung wesentlich geringer ist als bei Verwendung eines Topfes, aus dem das Kosmetikum immer wieder mit dem Finger entnommen werden muss. Aber es gibt noch einen anderen Grund: Der kleine Querschnitt des Spenders ermöglicht eine sparsame Entnahme. Die benötigte Menge der Creme wird durch die Verwendung eines Spenders sehr exakt dosierbar. Außerdem kann die Creme aus einem Spender leicht und restlos entnommen werden.

Und nun die Gretchenfrage: Werden Falten mit einer tollen Hautcreme wieder glatt?

Cremes, die wertvolle Antioxidantien enthalten, können Hautalterungsprozesse verlangsamen. Auch weist eine gut gepflegte und damit gut durchfeuchtete Haut tendenziell immer weniger Falten auf, da Falten schon allein durch eine gute Hydratation flacher werden. So hat ein Mensch nach einem zehnstündigen Schlaf in der Regel weniger Falten als nach einem zehnstündigen Langstreckenflug in einer trockenen Flugzeugkabine. Auch dies ist Folge von viel – nach dem Schlafen – oder wenig – nach dem Langstreckenflug – Feuchtigkeit in der Haut.

Aber?

Es kann nicht genug hervorgehoben werden, dass ein gutes Hautpflegeprogramm kein Antifaltenkonzept ersetzt, sondern nur unterstützt. Ein Antifaltenkonzept ist ein Lebensprogramm, das sich aus sehr vielen Bausteinen zusammensetzt. Die richtige Hautpflege ist hier nur ein wenn auch wichtiger Bestandteil. Falten können allein mit einer Pflegecreme nicht oder nur marginal gebessert werden. Nach meiner Einschätzung sind 90 Prozent aller Behauptungen zur Antifaltenwirkung von Pflegecremes falsch.

Antifaltencremes werden maßlos überschätzt?

Ja, was ihre Antifaltenwirkung anbetrifft. Nach dem derzeitigen wissenschaftlichen Stand können die meisten so genannten Antifaltencremes Konzepte, die die Haut optisch verjüngen, lediglich unterstützen. Es ist jedoch denkbar und sehr wahrscheinlich, dass in Zukunft Hautpflegecremes entwickelt werden, die die Tiefe von Falten tatsächlich vermindern, die Haut wirkungsvoll glätten und dadurch optisch verjüngen.

Wie lässt sich einigermaßen objektiv beurteilen, ob eine Creme die Hautglättung unterstützt?

Jede Pflegecreme glättet die Haut, da eine gepflegte Haut immer glatter ist als eine ungepflegte. Glättungen der Hautstruktur können heute sehr eindrucksvoll mit modernen Messgeräten dargestellt werden, die das Relief der Hautoberfläche mit einer computergestützten Technik vermessen. Eine solche Technik ist zum Beispiel die optische Profilometrie. Diese Messtechnik hat erheblich dazu beigetragen, die glättende Wirkung von Kosmetika an der Haut exakt zu beurteilen.

Was sagen Sie einer Frau, die keine Probleme mit ihrer Haut hat, die glücklich ist und seit vielen Jahren nichts anderes als Nivea-Creme nimmt?

Ich sage ihr, dass sie keinen Grund hat, ihr persönliches Hautpflegekonzept zu ändern.

10.
Der Jungbrunnen aus der Tube

Immer, wenn Hautcremes besonders wertvoll sein sollen, spricht man gerne von Wirkstoffcremes, weil das ein bisschen medizinisch klingt. Denn diese Cremes sollen die Haut nicht nur pflegen, sondern angeblich auch verjüngen. Mehr als ein Versprechen? Oder: wie viel Wahrheit wirkt im Wirkstoff?

Schwer zu sagen. Es gibt eine ganze Reihe Wirkstoffcremes, die wirklich sehr gut für die Haut sein sollen. Was in vielen Fällen auch – zumindest theoretisch – belegbar ist. Insofern ist die besondere Wirkung, die solchen Cremes zugeschrieben wird, nicht nur ein flottes Werbeversprechen. Allerdings hapert es oft mit dem praktischen Nachweis. Das hat unter anderem den Grund, dass die Wirkung einer Creme in der Regel erst nach mehreren Monaten an der Haut zu sehen ist.

Man kann sie doch einer Testreihe unterziehen – wie bei Medikamenten?

Es ist sehr schwer, einen kosmetischen Wirkstoff im Vergleich mit einem Placebo, also einer Creme ohne den Wirkstoff, zu testen, wie man es von Arzneimitteln kennt, da der Effekt einer Creme immer auf der Gesamtkomposition der Creme mit all ihren Inhaltsstoffen beruht. Isolierte Tests einzelner Wirkstoffe ohne die begleitende Creme als Träger sind schwer realisierbar. Um zu einer korrekten Aussage zu kommen, müsste man eine Creme, die meistens aus 40 bis 60 Inhaltsstoffen besteht, einmal mit dem zu testenden Wirkstoff und einmal ohne diesen herstellen.

Dann sollte man das tun.

Jungbrunnen

Aber auch das hilft noch nicht wirklich weiter. Die Creme »A« mit dem Wirkstoff müsste für mehrere Monate zum Beispiel in der linken Gesichtshälfte und die Creme »B« ohne den Wirkstoff müsste zeitgleich für mehrere Monate in der rechten Gesichtshälfte aufgetragen werden. Sollte die Gesichtshälfte, die mit Creme »A« behandelt wurde, deutlich glatter sein und jünger aussehen als die, die Creme »B« erhalten hat, ließe sich eventuell der Schluss ziehen, dass der getestete Wirkstoff am lebenden Menschen tatsächlich eine Wirkung entfaltet. Richtig kompliziert wird das Ganze jedoch beispielsweise dadurch, dass bei einer am Steuer sitzenden Autofahrerin bei langen Fahrten auf die linke Gesichtshälfte – durch die linke Seitenscheibe – wesentlich mehr UVA-Strahlen gelangen als auf die rechte. Die linke erfährt schon dadurch eine signifikant schnellere Lichtalterung als die rechte. Dies erschwert natürlich die Interpretation der Wirkung einer Creme erheblich. Mit anderen Worten: wirklich aussagekräftige Wirkstofftests an der Haut sind ausgesprochen aufwendig, langwierig, schwierig zu interpretieren und teuer.

Ein wenig Arznei, aber doch kein Medikament – gehören die Wirkstoffcremes zu dem, was die Amerikaner »Cosmeceuticals« nennen?

Genau. Der Begriff Cosmeceuticals geht auf den amerikanischen Dermatologen Albert Kligman zurück. Er bezeichnete mit diesem Kunstwort Substanzen, die zwischen einem Kosmetikum und einem Pharmazeutikum angesiedelt werden können. Ihre Wirkung soll die eines Arzneimittels sein, ihre gesetzliche Regelung soll aber weiterhin die eines Kosmetikums bleiben. Womit man das aufwendige und teure Zulassungsverfahren für ein Arzneimittel umgehen kann. Während Arzneimittel nach der Gesetzgebung Strukturveränderungen an der Haut bewirken dürfen, ist dies bei Kosmetika nicht erlaubt. Kosmetika dürfen auch hierzulande im Grunde nur pflegen, reinigen und schützen, auch wenn dieses Reglement inzwischen ein wenig gelockert wurde.

Zu den besonderen Wirkstoffen in Kosmetika zählen auch die Antioxidantien, von denen immer wieder die Rede ist. Was ist das? Oder: Was sind »freie Radikale«, die den Organismus schädigen können? Und wieso helfen Antioxidantien, die »freien Radikale« zu beruhigen?

Der Reihe nach. In der Haut entstehen ständig durch normale Stoffwechselvorgänge, insbesondere aber durch UV-Licht und andere hautschädigende Einflüsse wie etwa Zigarettenrauchen, so genannte freie Sauerstoffradikale oder kürzer, freie Radikale. Bei diesen freien Radikalen handelt es sich um aggressive »Zerstörer« in der Haut. Sie leiden darunter, dass sie auf ihrer äußeren Hülle nicht ein Elektronenpaar, sondern nur ein einzelnes Elektron haben. Hätten sie hier ein Elektronenpaar, wären sie nicht aggressiv, sondern verträglich. Mit einem einzelnen Elektron auf der äußeren Hülle sind sie aber unglücklich und greifen sich von einer anderen Substanz das fehlende Elektron, zum Beispiel aus der Kernsäure, von einem Protein oder auch aus einem Baustein der Zellhülle. Dieser Baustein der Zellhülle hat natürlich auch seine festen Aufgaben und verträgt einen solchen Elektronendiebstahl nicht besonders gut.

Und das ist alles?

Nein. Dieser Vorgang löst Kettenreaktionen in der Haut aus, die empfindliche Zell- und Gewebsstrukturen zerstören. Das Endresultat dieser Reaktionskette sind Schäden an intakten Zellstrukturen, in unserem Falle an der Haut.

Man altert schneller und hat mehr Falten?

Genau. Wobei die beschleunigte Hautalterung mit Bildung sichtbarer Falten nur eine von vielen, vielleicht auch der auffälligste Schaden ist, sicher nicht der schwerste.

Und was sind Antioxidantien?

Oxidation ist einmal eine Verbindung chemischer Elemente mit Sauerstoff. Das passiert auch, wenn etwa bestimmte Metalle rosten. Von Oxidation spricht man aber auch, wenn es zu einer Elektronenabgabe kommt, wie ich das eben beschrieben habe. Wenn einem wertvollen Molekül in unserer Haut von freien Radikalen ein Elektron weggenommen wird, dann entspricht das einer Oxidation. Kurz: Das wertvolle Hautmolekül wird durch den Verlust eines Elektrons oxidiert. Antioxidantien können nun die räuberischen freien Radikale unschädlich machen und den Vorgang der Oxidation verhindern, indem sie den Radikalen das fehlende Elektron geben, bevor diese sich anderswo eines holen. Nach Erhalt des fehlenden Elektrons verliert das freie Radikal seinen aggressiven Charakter und lässt Nachbarstrukturen in Ruhe. Deshalb ist es sinnvoll, dass die Natur uns mit einer ganzen Reihe von unterschiedlichen Antioxidantien ausgestattet hat, weil wir damit freie Radikale ruhig stellen können.

Also her damit, so viel wie möglich?

Das funktioniert nicht. Es ist zwar verständlich, dass der Mensch sich mit diesen wertvollen Antioxidantien geradezu überschütten möchte, damit er nicht an irgendeiner Stelle Schaden nimmt. Aber so einfach ist das nicht. Das Problem ist: Welche Antioxidantien werden in welcher Menge wann und wo gebraucht und wie bekomme ich diese Antioxidantien auf unkompliziertem Wege sicher zum »Kriegsschauplatz«, ohne dass sie auf dem Weg dahin nicht selbst zerstört oder inaktiviert werden.

Zu den wichtigsten Antioxidantien zählen?

Eine Reihe von Vitaminen, die auch gerne in den Cosmeticals verwendet werden.

Vitamine: Leben wecken

Wir sollten einfach die Vitamine prüfen, wie hautbedeutsam sie sind. Was wissen wir zum Beispiel über Vitamin C?

Vitamine

Vitamin C – L-Ascorbinsäure – ist ein lebenswichtiges Vitamin. Sein Tagesbedarf über die Nahrungsaufnahme liegt zwischen 50 bis 100 mg, wobei dieser Bedarf im Krankheitsfall deutlich steigen kann. Vitamin C ist wasserlöslich, fördert den Aufbau des Bindegewebes, die Kollagensynthese, es stellt eines der wichtigsten Antioxidantien des menschlichen Organismus überhaupt dar und schützt auch andere Antioxidantien wie Vitamin E vor deren Funktionsverlust. Freie Radiale, die vermehrt nach UV-Strahlung in der Haut entstehen, werden zum Beispiel durch Vitamin C inaktiviert. Die exzellenten Eigenschaften des Vitamin C als Antioxidans sind gleichzeitig seine Achillesferse. So wird das Vitamin C häufig schon während der Herstellung, während des Lagerungsprozesses oder spätestens beim Auftragen auf die Haut selbst leicht durch Sauerstoff oxidiert, wodurch es seine Eigenschaft als Antioxidans verliert, bevor es seine Stärke überhaupt ausspielen kann. Inzwischen stehen glücklicherweise eine ganze Reihe von stabilen Vitamin-C-Präparaten für Sonnenschutzcremes und diverse kosmetische Anwendungen zur Verfügung. Wenn es also gelingt, dass das Vitamin C nicht schon auf dem Weg zu seinem Betätigungsfeld seine Antioxidantien-Wirkung verliert, dann wird es sich auch in Zukunft um eines der wichtigsten und bedeutungsvollsten Produkte in der Hautvorsorge und in der ästhetischen Dermatologie handeln.

Wir sprechen jetzt über Vitamin C in Cremes, nicht aus der Nahrung?

Richtig. Das ist ja gerade das Neue, dass Vitamin C so verpackt werden kann, dass es auch in Cremes aktiv ist. Damit ist es für die Haut besonders leicht verfügbar. Aber um Missverständnissen vorzubeugen: Der Vitamin-C-Bedarf der Haut wird natürlich heute und in Zukunft aus dem mit der Nahrung aufgenommenen Vitamin C gedeckt. Alles, was wir mit der Nahrung aufnehmen, hat auch Zugang zu den Zellen unserer Haut. Vitamin C in Cremes kann deshalb im Idealfall eine willkommene Ergänzung sein. Mehr aber nicht.

Den minimalen Tagesbedarf an Vitamin C, das mit der Nahrung aufgenommen wird, haben Sie genannt. Aber wie viel ist empfehlenswert?

Vitamin C ist in allen Früchten und Gemüsearten enthalten. Besonders in Zitrusfrüchten. Über die ideale Vitamin-C-Menge, die mit der Nahrung aufgenommen werden sollte, wird seit Jahrzehnten heftigst gestritten. Dies ist zu einer Glaubensfrage geworden. Symptome einer Überdosierung mit Vitamin C sind – von exzessiven Einnahmen einmal abgesehen – nicht bekannt. Ich bin der Meinung, dass im Zweifel lieber mehr von diesem wichtigen Antioxidans eingenommen werden sollte als zu wenig. So halte ich eine deutlich höhere Einnahme als den oben beschriebenen minimalen Tagesbedarf etwa in der Größenordnung von 300 bis 400 mg je Tag für sinnvoll.

Vitamin E:

Die Bedeutung von Vitamin E – α-Tocopherol – liegt in der gleichen Größenordnung wie die von Vitamin C. Im Gegensatz zu Vitamin C, das wasserlöslich ist, ist Vitamin E fettlöslich und gelangt überwiegend mit dem Talg unserer Talgdrüsen auf die Hautoberfläche, um dort seine schützende Wirkung wie einen Schirm über uns auszubreiten. Es kommt reichlich in Pflanzenölen, fast allen Gemüsesorten und Getreidekörnern vor. Höchste Konzentration von Vitamin E findet man in der Vormilch kurz nach der Geburt. Direkte Hautveränderungen durch Vitamin-E-Mangel sind nicht bekannt. Dennoch ist Vitamin E ein bedeutendes Antioxidans für die Haut. Die meisten modernen Sonnenschutzpräparate enthalten heute Vitamin E, da es neben seiner Wirkung als Antioxidans auch einen geringen UV-Schutz gibt und damit zum Sonnenschutz beiträgt. Bisher nicht bekannt ist dagegen, wie stark das mit der Nahrung aufgenommene Vitamin E zum Sonnenschutz beiträgt. Vitamin E kann ebenfalls oxidiert werden, wodurch es – ähnlich wie Vitamin C – seine Wirkung verliert. Vitamin E wird durch Vitamin C geschützt, das heißt, die beiden Vitamine wirken partnerschaftlich in der Haut. Über Vitamin E liegen im Übrigen ausgezeichnete Daten vor, die belegen, dass das von außen aufgetragene Vitamin E oder das durch den Talgfluss auf die Körperoberfläche gelangte Vitamin E sehr gut zu unseren Hautzellen gelangt, es wird also von den lebenden Zellen nachweislich aufgenommen.

Muss man zusätzlich Vitamin-E-Pillen schlucken?

Bei ausgewogener Kost wird genügend Vitamin E mit der Nahrung aufgenommen. Ob weitere Mengen der Haut zusätzlich dienen oder eher schaden, ist unklar. Ich rate deshalb davon ab, größere Mengen von Vitamin-E-Pillen einzunehmen.
In diesem Zusammenhang möchte ich hervorheben, dass die Einnahme von Vitaminen in Form von Pillen immer die schlechtere Alternative darstellt. Wann immer möglich sollten Vitamine mit der Nahrung aufgenommen werden. Das gilt für alle Vitamine.

Vitamin A:

Vitamin A – Retinol – und seine Abkömmlinge spielen eine Schlüsselrolle in der normalen Entwicklung der Haut selbst und in der Hautvorsorge sowie der ästhetischen Dermatologie. Lange war das fast allen kosmetischen Produkten zugesetzte »Retinol-Palmitat« biologisch kaum bis gar nicht wirksam. Inzwischen ist den Kosmetikherstellern auch hier gelungen, reines und damit wirksames Vitamin A in Hautcremes zu verarbeiten. Das ist nicht einfach, da reines Vitamin A an der Luft sehr schnell oxidiert und seine Wirkung verliert. Die eigentlichen biologischen Wirkungen dieser Substanzgruppe gehen nicht vom Vitamin A, sondern von der Vitamin-A-Säure aus, die aus Vitamin A entsteht.

Vitamin-A-Säure ist aber kein Kosmetikum, sondern ein Arzneimittel?

Genau: Dafür braucht man das Rezept eines Arztes. Vitamin-A-Säure, das Tretinoin, ist ein echtes Powerprodukt und hat von allen Substanzen, die in diesem Kapitel besprochen werden, die eindruckvollste Wirkung auf die Haut. Vitamin A und all seine Abkömmlinge haben Einfluss auf die Ausreifung der Hautzellen in der Oberhaut, auf die Talgdrüsenaktivität sowie auf die Kollagenproduktion, um nur einige Effekte zu nennen. Vitamin-A-Säure hemmt den Abbau von Kollagen und fördert dessen Neubildung. Dies führt zu einer »Verjüngung« mit Glättung der Haut. Vitamin-A-Säure wirkt auch auf den Talgdrüsenfollikel, in dessen oberen Anteilen es gleichsam als Peeling Verhornungsstörungen und festsitzende Plugs beseitigt. Aus diesem Grunde wird Vitamin-A-Säure auch seit Jahrzehnten als gut wirksames Therapeutikum bei der Akne eingesetzt, besonders wenn viele Mitesser vorhanden sind.

Kann man Vitamin-A-Säure-Cremes als echte Antiaging-Cremes bezeichnen?

Und ob! Vitamin-A-Säure kann kleinere Falten im Gesicht ohne jeden Zweifel beseitigen. Die Anwendung ist jedoch nicht unproblematisch, da Vitamin-A-Säure bei einigen Menschen zu Beginn der Behandlung eine Entzündung der Haut verursachen kann. Durch sorgfältiges »Einschleichen« der Therapie und die richtige Konzentration – bei empfindlicher Haut am Anfang nicht höher als 0,025 Prozent und nur jeden zweiten Tag auftragen – lassen sich die lästigen Entzündungen jedoch meist verhindern. Wer sich ausgewogen ernährt, sollte kein zusätzliches Vitamin A zu sich nehmen, da zu viel Vitamin A gesundheitsschädlich ist.

Betacarotin:

Mit der Nahrung aufgenommen gelangt Betacarotin gut in die menschliche Haut und kann bei übermäßigem Genuss auch die Hautfarbe ändern. Wir kennen das alle von Kleinkindern, die viele Möhren essen – Möhren enthalten viel Betacarotin. Die Haut der Babys ist deshalb oft karottengelb. Betacarotin kann wie andere Produkte aus der gleichen Stoffgruppe freie Radikale neutralisieren. Die Sonnenschutzwirkung von Betacarotin auf die Haut ist nicht in allen Fällen belegt. Bei einigen Menschen mit Sonnenlichtempfindlichkeit oder bestimmten Sonnenallergien scheint es jedoch positive Wirkungen zu haben, das heißt fotoprotektiv zu sein.

Vitamine der B-Gruppe:

Vitamin B1 – Thiamin – ist besonders in Getreidekörnern sowie in Bier- oder Backhefe vorhanden. Bei einer Unterversorgung kann es zu Krankheitssymptomen kommen, die als »Beriberi« bezeichnet werden.
Vitamin B2 – Riboflavin – unterstützt die Funktionen von unterschiedlichen Enzymen des Energiestoffwechsels. Ein Mangel kann Hautveränderungen an Zunge, Lippen und Mundwinkeln verursachen.
Vitamin B3 – Nikotinsäureamid – macht, wenn es nicht ausreichend aufgenommen wird, empfindlich gegenüber Sonnenlicht und führt dann zu einer bräunlich-rötlichen Hautverfärbung – Pellagra.
Vitamin B6 – Pyridoxin – und Vitamin B12 – Cobalamin – werden mit tierischen Nahrungsmitteln aufgenommen. Während für Vitamin-B6-Mangel keine charakteristischen Hautsymptome bekannt sind, können Vitamin-B12-Mängel Veränderungen im Knochenmark sowie eine glatte, brennende Zungenoberfläche verursachen.

Alles in allem …

… sind alle Vitamine der B-Gruppe bedeutend für den Gesamtstoffwechsel und erfüllen zum Teil sehr spezifische Aufgaben. Es ist wichtig zu wissen, dass eine übermäßige Einnahme von Vitamin-B-Produkten – besonders Vitamin B1, B6 und B12 – zu akneartigen Erkrankungen führen kann. Auch die Pantothensäure gehört zur Gruppe der B-Vitamine. Sie soll wundheilungsfördernde Wirkungen haben und ist häufig Bestandteil von Wundheilsalben.

Vitamin D:

Zahlreiche Nahrungsmittel sind heute mit Vitamin D angereichert, wodurch ein echter Vitamin-D-Mangel selten ist. Dennoch ist die Sonne für dieses Vitamin besonders wichtig, da sie die Entstehung dieses Vitamins in der Haut erst ermöglicht. In den Entwicklungsländern, in denen Vitamin-D-angereicherte Nahrungsmittel praktisch nicht zur Verfügung stehen, ist die körpereigene Vitamin-D-Produktion durch die Sonneneinwirkung nach wie vor von großem Wert. Unter dem Einfluss von UV-Licht entsteht in der Haut aus einem bestimmten Lipid – Cholesterol – zunächst eine Vorstufe von Vitamin D, die über den Blutkreislauf dann zu Leber und Niere transportiert wird. Dort bekommt das Vitamin D seinen »letzten Schliff«, das heißt, es wird aktiviert und spielt dann für den Calcium-Stoffwechsel und den Knochenaufbau eine überragende Rolle. Für die Haut sind in letzter Zeit Abkömmlinge von Vitamin D in gut wirksamen Salben für leichtere Formen der Schuppenflechte entwickelt worden – zum Beispiel Calcipotriol-Creme. Vitamin-D-Präparate dürfen nicht unkontrolliert eingenommen werden, da es zu einer D-Hypervitaminose mit Verkalkungen und zahlreichen internistischen Beschwerden kommen kann.

Vitamin H – Biotin:

Biotin oder Vitamin H ist in Milch und Eiern oder entsprechenden Produkten reichlich enthalten. Seine tatsächliche Bedeutung für die Haut ist schwer einzuschätzen, da fundierte wissenschaftliche Daten fehlen. Nach klinischen Beobachtungen scheint Biotin bei einigen Fällen von Haar- und Nagelwachstumsstörungen hilfreich zu sein. Es gibt immer wieder Patienten, die nach eigenen Angaben deutlich von einer Biotinbehandlung profitiert haben. Es ist natürlich schwer zu beurteilen, ob es sich in diesen Fällen um echte Biotineffekte oder um so genannte Spontanbesserungen gehandelt hat, die auch ohne Biotin eingetreten wären. Bei Haar- und Nagelwachstumsstörungen halte ich jedoch einen mehrmonatigen Behandlungsversuch mit Biotin in einer Konzentration von 2,5 bis 5 mg pro Tag für gerechtfertigt, auch wenn davon möglicherweise nur marginale Wirkungen zu erwarten sind.

Enzyme und Spurenelemente: Was ist mit Q10, von dem man häufig liest?

Das Coenzym Q10 – Ubiquinon – ist ein lipophiles, das heißt fettlösliches Antioxidans, das auch in unserem Körper vorkommt und in den Kraftwerken unserer Körperzellen, den Mitochondrien, beheimatet ist. Es ist kein Vitamin, da wir es selbst herstellen können, und schützt uns besonders dort vor freien Radikalen, wo eine fettreiche Umgebung vorliegt, wie in der Zellhülle. Q10 kann auch als Energielieferant bezeichnet werden und schützt – ähnlich wie das Vitamin C – auch Vitamin E vor einer Oxidation. Nach wissenschaftlichen Studien sinkt die Konzentration von Q10 im Laufe des Lebens. Es kann sowohl innerlich als auch äußerlich angewendet werden und scheint bei äußer-

Antioxidans

licher Anwendung auch in nachweisbaren Mengen in die Haut einzudringen.

Selen:

Selen ist ein wichtiges Spurenelement und kommt zum Beispiel reichlich in Fisch vor. Es wirkt als Antioxidans und kann offensichtlich antientzündlich und krebshemmend wirken. Darüber hinaus: Weil sich das eben beschriebene Q10 während seiner Arbeit abnutzt, muss es regeneriert werden. Das Spurenelement Selen ist nach neuesten Erkenntnissen offensichtlich wichtig für diese Regeneration. Da die Konzentration von Q10 in der Haut hoch ist, existiert somit auch ein entsprechender Selenbedarf.

Noch ein Antioxidans: Alpha-Liponsäure.

Ähnlich wie Q10 ist auch Alpha-Liponsäure ein Antioxidans, das in Mitochondrien, den Kraftwerken der Zelle, lokalisiert ist und dort an den einzelnen biochemischen Schritten zur Bereitstellung von Energie beteiligt sein soll.

Mit anderen Worten: Man weiß es nicht wirklich.

Die tatsächliche Bedeutung dieses Antioxidans für die Haut ist noch nicht ausreichend geklärt.

Zinksalben sind als Arzneimittel für die Haut bekannt. Was bewirkt ein Zinkmangel im Körper?

Zink ist ein wichtiges Spurenelement in unserem Organismus, das besonders in Organen benötigt wird, die eine hohe Zellteilungsrate haben. Hierzu gehört auch die Haut. Zink wirkt antientzündlich und unterstützt unterschiedliche Funktionen unseres Immunsystems. Ein leichter Zinkmangel wird häufig nicht bemerkt. Oft leiden Menschen darunter, die sich sehr einseitig ernähren. Zinkmangel kommt häufig auch bei alten Menschen und Vegetariern vor, die den täglichen Zinkbedarf nicht mehr decken können. Zinkreiche Nahrungsmittel sind zum Beispiel Fleisch, Sardinen, Getreide und Pinienkerne.

Was macht die Haut, wenn zu wenig Zink da ist?

Meist kommt es nur bei schwerem und lang anhaltendem Zinkmangel zu Hautveränderungen, die sich dann mit ausgeprägten entzündlichen Rötungen und Schuppungen, die eine Schuppenflechte nachahmen können, zeigen. Bei schlecht heilenden Wunden sowie bei Haar- und Nagelwachstumsstörungen scheint eine Gabe von Zink den Krankheitsverlauf tendenziell zu bessern, obwohl dieser Effekt in wissenschaftlichen Studien bisher nicht nachgewiesen werden konnte.

Gibt es andere Antioxidantien, die man kennen muss?

Die Zahl der Antioxidantien, insbesondere pflanzlichen Ursprungs, ist unendlich groß. Wir sprechen hier nur über die wichtigsten.

Kommen wir zu den Fettsäuren, den guten natürlich. Gemeint ist also nicht tierisches Fett, sondern pflanzliches, das die ungesättigten Fettsäuren enthält. Die mehrfach ungesättigten, die Omega-3-Fettsäuren etwa, spielen bei der herzgesunden Ernährung eine große Rolle. Profitiert auch die Haut davon?

Mehrfach ungesättigte Fettsäuren wurden früher auch als Vitamin F bezeichnet. Da unser Körper sie nicht selbst produzieren kann, müssen sie mit der Nahrung zugeführt werden. Hierzu zählen die Omega-3-Fettsäuren, die zum Beispiel im Fisch vorkommen und indirekt möglicherweise auch gut für die Haut sind. Von ihnen geht eine gewisse Wirkung als Antioxidans aus, da sie sich freien Radikalen gerne als Ersatzfutter zur Verfügung stellen, bevor diese das Gewebe angreifen können. Von größerer Bedeutung für die Haut sind jedoch Omega-6-Fettsäuren, die bei Entzündungen wie der Neurodermitis eine Rolle spielen. Hier kann zum Beispiel die Gamma-Linolensäure wohltuend wirken, da sie beim Aufbau der schützenden Hautbarriere hilft. Obwohl Gamma-Linolensäure die Neurodermitis nicht in allen Fällen bessert, gibt es Patienten, die sowohl von Tabletten mit diesen Fettsäuren als auch von der Anwendung in Hautpflegecremes profitieren. Gamma-Linolensäuren werden der Haut am besten mit Nachtkerzensamenöl verabreicht, da sie in diesem Pflanzenöl besonders reichlich vorhanden sind. Gamma-Linolensäuren sind als Kapsel und als Creme erhältlich.

Geradezu ein Teufelszeug scheint Knoblauch zu sein. Gut für alles Mögliche. Da wäre es doch verwunderlich, wenn es keinerlei positive Wirkung auf die Haut hätte.

Das können wir aber wirklich nur vermuten. Es gibt Untersuchungen, nach denen die Wirkung von Knoblauch zur Vorbeugung von Krebserkrankungen, insbesondere solchen, die Darm und Enddarm befallen, als positiv eingestuft wird. Ob dies auf die reine Antioxidanswirkung des Knoblauchs zurückzuführen ist, oder einen gesonderten Effekt darstellt, ist unklar. Es ist bekannt, dass Knoblauch die Menge des im Organismus zur Verfügung stehenden Glutathions erhöht. Was ebenfalls ein sehr wichtiges Antioxidans ist. Da auch in der Haut reichlich Glutathion vorhanden ist, könnte Knoblauch indirekt zur Vorbeugung gegen Hautschäden durch freie Radikale –

möglicherweise auch gegen eine vorzeitige Hautalterung – helfen.

Hormonnachschub: Kraft schöpfen

Wie wirken Östrogene auf die Haut?

Hormone

Östrogene werden in den Eierstöcken, in geringen Mengen in der Haut und im Fettgewebe produziert. Sie sind die wichtigsten weiblichen Hormone und haben Einfluss auf unzählig viele Vorgänge im Körper. In der Mitte des dritten und vierten Lebensjahrzehnts, bereits deutlich vor den Wechseljahren oder der Menopause, kommt es zu einem langsamen Nachlassen der Östrogenproduktion, was nicht ohne Einfluss auf die Haut bleibt. Die Haut wird insgesamt dünner, kann weniger Feuchtigkeit speichern, und die Kollagensynthese in der Lederhaut lässt nach. Das führt dazu, dass die Haut an Widerstandskraft verliert und schneller altert.

Ist es dann aus Sicht der Haut nicht sinnvoll, den Altersmangel mit einer Östrogentherapie auszugleichen?

Östrogene aktivieren den Bindegewebsstoffwechsel in der Lederhaut und können dazu beitragen, die Haut fest und geschmeidig zu halten. Frauen, die rechtzeitig, das heißt bereits mit Beginn der Menopause, Östrogene einnehmen, sehen bereits nach einigen Jahren deutlich jünger aus im Vergleich zu gleichaltrigen Frauen, die sich keiner Östrogentherapie unterzogen haben. Da die Vor- und Nachteile einer Östrogeneinnahme jedoch sehr kontrovers beurteilt werden, sollte die Therapie mit Östrogenen nach der Menopause weder leichtfertig angewandt noch vorschnell verurteilt werden. Aufgrund der Risiken einer Östrogentherapie mit Tabletten kann ich nur sagen: Das muss man individuell beurteilen. Dafür gibt es keine allgemein gültige Regel. Auch wenn aus Sicht der Haut eine solche Therapie positiv ist, sollte zuerst ein Gynäkologe entscheiden, ob ja oder nein.

Was leisten Östrogensalben?

Auch östrogenhaltige Salben wirken hautverjüngend, sie machen die Haut dicker und glätten Falten. Generell gilt sowohl für Tabletten als auch für Salben, dass die Therapie mit Östrogen zur Erreichung eines hautverjüngenden Effekts möglichst frühzeitig begonnen werden sollte, da Östrogene die Hautalterung zwar bedingt aufhalten können, es ihnen jedoch schwer fällt, das Rad wieder zurückzudrehen. Bei Salben gilt überdies, dass einige Östrogene nur in der Haut wirken, während andere Östrogene vom Blutkreislauf aufgenommen werden. Insofern sollte auch die äußere Therapie mit Östrogenen nicht ohne Rücksprache mit dem Gynäkologen erfolgen.

Thema Hormone: Als wahre Wunderdroge wird seit Jahren das Melatonin gefeiert. Dabei weiß man gar nicht genug darüber, oder?

Melatonin ist ein Hormon der Zirbeldrüse und wird wie andere Hormone auch aus Aminosäuren hergestellt. Dunkelheit fördert und Helligkeit hemmt die Melatoninausschüttung. Das heißt, die Blutspiegel von Melatonin sind nachts höher. Es wird vermutet, dass Melatonin den Körper auf den Tag-Nacht-Rhythmus einstellt. Es scheint die Jetlag-Symptome bei einigen wenigen Menschen zu bessern. Da die Melatonin-Konzentrationen mit zunehmendem Alter sinken, erscheint Melatonin auch immer wieder als Antiaging-Hormon in den Schlagzeilen. Wissenschaftliche Untersuchungen, die sagen, Melatonin zögere tatsächlich das Altern hinaus, liegen aber nicht vor. Melatonin kann deshalb nach dem derzeitigen Kenntnisstand nicht als Therapeutikum gegen das Altern empfohlen werden, insbesondere auch vor dem Hintergrund fehlender Langzeitstudien. Außerdem ist es unwahrscheinlich, dass Melatonin bei oraler Einnahme überhaupt vom Körper in relevanten Mengen aufgenommen wird.

Das Hormon DHEA:

DHEA – Dehydroepiandrosteron – hat seinen höchsten Spiegel im jungen Erwachsenenalter. Direkte Wirkungen von DHEA sind nicht bekannt und es handelt sich bei dem Hormon um eine Vorstufe, aus der männliche Hormone – Androgene – und weibliche Hormone – Östrogene – gebildet werden. Das Hormon DHEA wird von vielen Seiten, insbesondere von der so genannten Antiaging-Medizin, besonders hervorgehoben. Es ist jedoch bekannt, dass die niedrigen DHEA-Spiegel im Alter keine Krankheit hervorrufen. Auch wenn DHEA in den USA rezeptfrei in jedem Drugstore erhältlich ist, sollte dies nicht dazu verführen, die Substanz kritiklos als »Antiaging-Droge« einzunehmen. Niemand weiß, ob DHEA nicht auch die Entstehung eines Tumors begünstigt.

Das Wachstumshormon HGH:

Das Wachstumshormon HGH – Human Growth Hormone – ist im jungen Erwachsenenalter noch hoch, sinkt dann aber im Laufe des Lebens rasch. Das Hormon ist nicht nur für unser Wachstum, sondern für sehr viele weitere Stoffwechselvorgänge im Körper verantwortlich. Direkte Einflüsse des Hormons auf das äußere Erscheinungsbild der Haut sind nicht bekannt. Inzwischen gibt es Kliniken, die sich auf die Therapie des Alterns mit Wachstumshormonen spezialisiert haben. Die Behandlungskonzepte dieser Kliniken stützen sich auf die Vermutung, dass das Alter primär eine Folge sinkender Spiegel des Wachstumshormons sei.

Schön, aber wo ist der Haken?

Da die Therapie mit Wachstumshormonen offensichtlich auch das Krebsrisiko erhöht, muss von einer Therapie mit diesem Hormon mit dem alleinigen Ziel, das Altern hinauszuzögern, dringend abgeraten werden. Das Wachstumshormon sollte nur eingesetzt werden, wenn es ein behandlungsbedürftiges Defizit gibt.

Hormone hin oder her – die Haut altert, wie sie will?

Nein, das kann man so nicht sagen. Eine Östrogenbehandlung – innerlich oder äußerlich – kann die Hautalterung stark beeinflussen. Aber man darf nicht allein aus ästhetisch-dermatologischer Sicht entscheiden, ob Östrogene nötig sind, weil diese Hormone im Einzelfall auch negativ wirken können. Was die anderen Hormone angeht – dazu gibt es bis heute keine befriedigenden, schon gar keine abschließenden Untersuchungen oder Erkenntnisse. Niemand kann derzeit sagen, ob erstens eine Verzögerung des Alterungsprozesses durch das entsprechende Hormon tatsächlich bewirkt wird und ob zweitens diese mögliche Verzögerung des Alterungsprozesses nicht überschattet wird durch das erhöhte Risiko einer Tumorentstehung. Für alle anderen Hormone kann deshalb nur gelten, dass eine Therapie lediglich für die Patienten in Frage kommt, die unter Krankheitssymptomen leiden, die sich klar auf das Defizit an einem bestimmten Hormon zurückführen lassen. Sollte eine solche Hormontherapie in Frage kommen, empfehle ich, dass dies nicht in Selbstmedikation oder durch einen selbst ernannten Antiaging-Spezialisten erfolgt, sondern immer durch einen Facharzt für Innere Medizin, der die Zusatzbezeichnung Endokrinologie – Lehre von den Hormonen – führen darf.

Das heißt kurzum?

Niemand weiß derzeit, wer welches Hormon in welcher Dosierung wofür und wie lange einnehmen soll. Außerdem: Die Hormontherapie ist eine der wirkungsstärksten Einflussmöglichkeiten der Medizin auf alle, und zwar absolut alle Vorgänge des menschlichen Organismus. Und wenn etwas derart wirkungsvoll ist, dann liegen Nutzen und Gefahren in der Regel sehr eng beieinander.

Tees und Soja: Jugend trinken

Was ist mit der Soft-Variante, den pflanzlichen Hormonen?

Pflanzliche Hormone, das heißt pflanzliche Östrogene – Phytoöstrogene – müssen in einem ganz anderen Licht gesehen werden. Das sind keine Arzneimittel, sondern Inhaltsstoffe von Pflanzen, die eine gewisse östrogenähnliche Wirkung entfalten. Solche Stoffe finden sich zum Beispiel besonders in Soja. Zu den wichtigsten Phytoöstrogenen zählen die Isoflavone, die reichlich in Soja gefunden werden. Da bei Östrogenen ohne jeden Zweifel eine verjüngende Wirkung für die Haut belegt werden konnte, liegt der Schluss nah, dies auch für Phytoöstrogene zu erwarten. Anwendungsbeobachtungen mit entsprechenden

Cremes scheinen eine optische Verjüngung, das heißt eine Glättung der Haut bisher nicht zu bestätigen. Die Wirkungen sind, wenn überhaupt, nur marginal, und ein echter Antiaging-Effekt der Phytoöstrogene – egal ob innerlich oder äußerlich zugeführt – ist bis heute nicht belegt.

Grüner Tee:

Die positiven Wirkungen einiger Inhaltsstoffe des grünen Tees für die Gesundheit des Menschen sind seit langem bekannt. Die erwünschten Wirkungen gehen auf die Polyphenole, die eine ganze Reihe von schützenden Funktionen für unseren Organismus bereithalten, zurück. Hierzu zählen der Schutz vor den aggressiven Einflüssen der UV-Strahlen, vor Entzündungen und möglicherweise auch vor Zellentartungen. Polyphenole kommen nicht nur im grünen Tee, sondern auch in Baumwollsamen, Johanniskraut, in der Weidenrinde, der Eiche und vielen anderen Quellen aus der Natur vor. Insgesamt wirken Polyphenole also zellschützend im weitesten Sinne, aber auch hier sind wir gerade erst am Anfang, diese phantastischen Wirkstoffe der Natur zu verstehen.

Diese Polyphenole sind auch in Schokolade enthalten?

Stimmt. Deshalb wird auch gern mit entsprechenden Cremes geworben.

Statt Schokolade zu essen, reibt man sich mit kakaohaltigen Cremes ein – in der Hoffnung, was gut schmecke, mache auch die Haut streichelzart?

Offenbar wird mit dieser Wirkung spekuliert. Und theoretisch wäre das ja auch denkbar. Wissenschaftlich bewiesen ist das aber nicht.

Wie ist es mit den Delikatessen, die nicht nur bei Feinschmeckern, sondern neuerdings auch bei Kosmetikern äußerst begehrt sind. Cremes mit Trüffel- oder Austernextrakten, Lotionen mit Fischroggen. Kaviar fürs Gesicht?

Warum nicht? Der Glaube versetzt bekanntlich Berge. In diesem Fall ist es der Glaube daran, dass uns auch äußerlich gut tut, was gut schmeckt und vor allem richtig teuer ist.

Aber als Hokuspokus würden Sie das nicht bezeichnen?

Wohlbefinden

Nein, auch wenn ich das natürlich nicht besonders ernst nehme. Eines ist mir allerdings wichtig. Eine Frau, die zu solchen Kosmetika greift und sich dabei pudelwohl fühlt, die hat wirklich etwas für ihre Haut getan. Nur hat das dann mit dem Austernextrakt oder der Kaviarcreme nichts zu tun – nur mit dem Glücksgefühl. Denn: Wohlbefinden macht schöne Haut – daran besteht kein Zweifel.

Was hat die kosmetische Hexenküche noch zu bieten?

Neben den bisher erwähnten gibt es eine ganze Reihe von unterschiedlichen Wirkstoffen, die mehr oder weniger aggressiv vermarktet werden. Ihnen wird eine Wirkung als Antioxidans, als Zellschutz vor Sonne- und Hitzestress, als Kollagenaufbaumittel oder als hautstraffende Substanz zugeschrieben. Gemeinsamer Nenner dieser höchst unterschiedlichen Stoffe ist, dass für die meisten irgendwo in einer kleinen Anwendungsstudie eine Wirkung auf die Haut gezeigt werden konnte, dies aber nur für wenige der Produkte in einem ordentlichen wissenschaftlichen Journal publiziert wurde. Die in der Werbung behauptete Wirkung und der tatsächlich nachweisbare Effekt klaffen daher meist weit auseinander.

Ihr Resümee für die konservative Behandlung, für den Jungbrunnen aus der Tube?

Die konservative Behandlung zur Verjüngung und Verschönerung der Haut mit den hier dargestellten Substanzen muss äußerst kritisch und differenziert betrachtet werden, birgt aber ein enormes Potenzial für die Zukunft. Hier gilt es, die Spreu vom Weizen zu trennen.

Und wo liegt die Zukunft?

Die Zukunft liegt in der Biomimetik. Unter Biomimetik verstehen wir das Lernen und Abkupfern von der Natur. Die Natur hat über Millionen von Jahren in evolutionären Prozessen zahlreiche Substanzen entwickelt, die sich der Mensch für Medizin und Kosmetik zu Eigen machen wird. Im Zentrum steht hier der Hautschutz. Nehmen wir als Beispiel Bakterien, die bei extrem hohen Temperaturen und extrem niedriger Luftfeuchtigkeit überleben können. Solch widrige Bedingungen sind eigentlich mit dem Leben nicht vereinbar, dennoch haben diese Bakterien Schutzstoffe – zum Beispiel Ectoine – entwickelt, die ihnen ein Überleben ermöglichen. Der Mensch wird sich also mehr und mehr abgucken, wie die Natur sich schützt.

Wie bewahrt man natürliche Schönheit am besten?

Indem man sie schützt. Ganz einfach deswegen, weil wir den Schadstoffen aus der Umwelt nicht ausweichen können. Wenn der Mensch die Schutzmechanismen der Natur weiter erforscht und für sich nutzt, wird er sich ohne Skalpell und ohne chirurgische Eingriffe lange jung halten. Dies zu tun, entspricht letztlich nicht nur ästhetischen Träumen oder Wunschbildern ewiger Jugendlichkeit, sondern vor allem auch dem Wunsch nach ganzheitlicher Gesundheit.

11. Die minimal-invasive Behandlung

Was ist das wichtigste äußere Merkmal, das uns sagen lässt, ob ein Mensch alt ist oder nicht?

Meinen Sie das kalendarische, das biologische oder das optische?

Das optische Alter.

Eine amerikanische Dermatologin hat kürzlich über eine einfache Beobachtung berichtet. Sie zeigte in ihrem Vortrag zwei Menschen unterschiedlichen Alters nebeneinander hinter Milchglasscheiben – im Profil und von vorne. Obwohl durch das verschwommene Glas niemand genau zu erkennen war und selbstverständlich auch keine Falten zu sehen waren, konnte jeder sofort sehen, welcher von beiden der ältere Mensch war.

Die Falten sind es also nicht?

Offenbar nur bedingt. Mit fortschreitendem Alter verteilt sich das Fett unter der Gesichtshaut anders. Besonders unter dem Auge und in der Gesichtsmitte werden die Fettdepots kleiner. Gleichzeitig verschwindet die klare Kontur zwischen Kinn- und Ohrlinie. Die Wahrnehmung, wann ein Mensch optisch als alt empfunden wird, ist also offenbar auch eng an diese Fettverteilung geknüpft.

Wenn Falten nicht allein dafür entscheidend sind, wie alt jemand eingeschätzt wird, was sind sie dann?

Falten

Falten sind medizinisch gesehen nichts anderes als der fortschreitende Umbauprozess von Bindegewebsfasern in der Lederhaut. Langjährige Sonneneinwirkung sowie normale altersbedingte Hautveränderungen führen dazu, dass unsere Bindegewebszellen weniger Kollagen und weniger elastische Fasern produzieren. Der Verlust wird dann durch minderwertiges Bindegewebe, sogenanntes Elastin, ersetzt.

Dann wären Falten eine Art Hautdefekt?

Nein, auf keinen Fall. Genau wie ein graues Haar kein Haardefekt ist, ist auch eine Falte kein Hautdefekt. Falten sind auch keine Entzündungen, wie in letzter Zeit von einigen Antiaging-Medizinern wiederholt behauptet wurde. Falten entstehen auf natürliche Weise im Laufe der Zeit. Überspitzt könnte man formulieren, wer keine Falten hat, der hat auch nicht gelebt.

Was gehört noch zum hautsichtbaren Altern?

Neben Falten und Fettumverteilung im Gesicht sind es sichtbare Äderchen, Sonnenflecken, Pigmentverschiebungen mit unregelmäßiger Lichtreflexion, unregelmäßiger Hornhautbeschaffenheit sowie eine insgesamt dünne Haut mit einem eher gräulichen, gelblichen Hautkolorit. All diese Dinge haben Einfluss auf das optische Alter.

Dann sollte man das Fett wieder an die Stelle bringen, wo es hingehört. Ist das gemeint, wenn von Fillern die Rede ist?

Wenn von Fillern die Rede ist, meint man allgemein Materialien, mit denen eine Auffüllung von Dellen, Falten oder anderen Arealen geringer Gewebsdichte erfolgt. Hierzu verwendet man in aller Regel injizierbare Substanzen. Dabei kann es sich zum Beispiel um eigenes Fettgewebe handeln, das zuvor an anderer Stelle entnommen wurde, oder aber auch um andere Substanzen, die als Filler geeignet sind.

Und was ist der Vorteil, wenn man Fett als Filler nimmt?

Es ist nahe liegend, körpereigenes Fett als Filler zu verwenden – und zwar Fett aus eigenen Körperdepots, wie der Hüftregion. Diese »Eigenfetttransplantation«, die auch als Lipotransfer bezeichnet wird, hat den Vorteil, dass eigenes Körperfett nicht als Fremdkörper abgestoßen wird. Unser Organismus reagiert normalerweise nicht allergisch gegen sein eigenes Gewebe. Daher sind Unverträglichkeiten wie Rötung, Knötchenbildung und Entzündungen bei der Verwendung von Eigenfett praktisch unbekannt. Das Fettgewebe kann somit problemlos als Filler für unterschiedliche Einsatzgebiete verwendet werden. Es muss entsprechend der natürlichen Lage des Fetts tief, also unter die Lederhaut implantiert werden. Eignet sich also nicht zur Behandlung oberflächlicher Falten. Fettgewebe ist besonders gut zur Korrektur einer sich langsam verändernden Verteilung des Fettgewebes geeignet. Gelegentlich wird auch das Fett, das bei einer Liposuction …

... dem Fettabsaugen ...

... gewonnen wird, direkt verwendet oder eingefroren und später verwendet. Was man dann Liporecycling nennt.

Gibt es auch medizinische Gründe für eine solche Eigenfetttransplantation?

Die gibt es in der Tat. Beispielsweise kann es im Rahmen von Bindegewebserkrankungen zu einem Schwund von Fettgewebe mit sehr störenden Dellen an der Oberfläche kommen. Insbesondere, wenn dies im Gesicht auftritt, ist der Leidensdruck bei den Betroffenen verständlicherweise groß. Der Vorteil der Eigenfetttransplantation liegt darin, dass man auch größere Mengen von Fettgewebe in den »Problemzonen« deponieren kann.

Zurück zur ästhetischen Dermatologie – was wird außer Fettgewebe noch als Filler verwendet?

Zur Korrektur von Gesichtsfalten stehen als Filler weltweit Dutzende von unterschiedlichen Stoffen zur Verfügung. Generell müssen natürliche, das heißt biologisch abbaubare, von nicht natürlichen, also biologisch nicht abbaubaren Substanzen unterschieden werden. Natürlich und biologisch abbaubar bedeutet, dass der eingespritzte Filler vom Körper langsam verstoffwechselt wird. Dies ist bei synthetischen, biologisch nicht abbaubaren Materialien nicht möglich. Gelegentlich kommt es sogar dazu, dass unser Organismus bestimmte Substanzen als Fremdkörper ansieht und bekämpft. Die darauf folgende Entzündung kann zu sehr unangenehmen Komplikationen führen. Zu den natürlichen Fillern gehören Kollagen und die Hyaluronsäure, beide sind nach einigen Monaten nicht mehr nachweisbar. Bei Hyaluronsäure geht der Abbau etwas schneller als bei

Kollagen. Synthetische Substanzen verbleiben ein Leben lang dort, wo sie deponiert wurden. Wir verwenden zur Unterspritzung von Falten deshalb ausschließlich natürliche, biologisch abbaubare Substanzen, wobei wir »Hyaluronsäure« favorisieren.

Die aber kein körpereigener Stoff ist?

Doch, das ist sie. Aber man kann sie natürlich nicht einfach irgendwo entnehmen. Sie ist einer der Hauptbestandteile des Bindegewebes in unserer Lederhaut. Ihre Konzentration nimmt im Laufe des Lebens ab. Diese Hyaluronsäure kann eine große Menge Wasser binden, was wichtig ist, um der Haut Spannung und ein glattes Aussehen zu verleihen.

Fein, wie kommen wir nun an diesen Super-Filler?

Die Säure wird entweder gentechnisch hergestellt oder aus dem Hahnenkamm gewonnen. Die des Hahnenkamms ist bis auf eine einzige Aminosäure identisch mit der menschlichen Substanz.

Irgendwo ist doch sicher noch ein Haken?

Leider, denn Hauptnachteil dieses Verfahrens ist: Nach nur drei bis sechs Monaten – manchmal auch kürzer – ist die zauberhafte Verjüngung wieder verschwunden, weil der Körper die Säure wieder abbaut. Wer auf diese Weise dauerhaft optisch verjüngt sein möchte, muss die Injektionen ständig wiederholen lassen.

Was ungefährlich ist?

Ja. Hyalorunsäure ist gut verträglich und zur Unterspritzung von Falten zugelassen. Gelegentlich kann es allenfalls zu leichten Rötungen kommen, aber schwere Nebenwirkungen sind nicht bekannt.

Das klingt alles sehr einfach. Worin liegt dann die Kunst, Filler richtig zu verabreichen?

Bei allen Fillern gilt, dass es darauf ankommt, die richtige Substanz auszuwählen und damit die richtige Hautschicht zu treffen. Beides kann erheblich variieren. Einige Substanzen müssen sehr dicht unter die Oberhaut, also in die obere Lederhaut injiziert werden. Andere dagegen müssen in die mittlere oder tiefe Lederhaut injiziert werden. Es ist also eine gute anatomische Kenntnis der Haut erforderlich, und hier liegt auch schon das größte Problem. Die Beseitigung von kleinen Fältchen und größeren Falten wird von Menschen, die sich optisch verjüngen möchten, mehr und mehr gefordert – sozusagen mal eben in der Mittagspause. Es handelt sich inzwischen um den »kleinen kosmetischen Eingriff«, über den nicht groß gesprochen wird. Gern wird bagatellisiert, dass es auch hier zu Komplikationen kommen kann. So wissen wir zum Beispiel von synthetischen, biologisch nicht abbaubaren Silikonölen, die früher häufig injiziert wurden, dass es selbst noch nach Jahrzehnten zu Komplikationen kommen kann, die dann häufig nur durch größere chirurgische Korrekturen beherrschbar sind. Es ist auch ein Problem, dass Falten zunehmend von Kosmetikerinnen und anderen Spezialisten ohne medizinische Ausbildung unterspritzt werden, die sich weder mit der Anatomie und Biochemie der Haut noch mit der Beherrschung eventuell auftretender Komplikationen auskennen. Wichtig ist, dass der Arzt nicht nur die Technik beherrscht, sondern auch gute Kenntnisse über die unterschiedlichen Substanzen hat, die als Filler zur Verfügung stehen. Häufig werden Unterspritzungen zwischen Käsehäppchen und Champagnergläsern verabreicht. Man lädt Freundinnen zu sich ein und bestellt die hauseigene Kosmetikerin dazu. Im Dutzend ist dann alles etwas billiger …

… deshalb raten Sie …

… die Unterspritzung von Falten nicht zum Party-Event zu machen. Das birgt unnötige Gefahren.

Gibt es noch andere häufig verwendete Substanzen außer der Hyaluronsäure?

Kollagen

Ja, zu den gerne eingesetzten Fillern zählt auch das Kollagen. Der Vorteil ist: Das Bindegewebe der menschlichen Haut, das heißt die Lederhaut, besteht zum größten Teil aus Kollagen. Der Kollagenabbau im Laufe des Lebens ist eine der Hauptursachen für faltige Haut. Wenn Falten behandelt werden sollen, liegt es also nahe das zu ersetzen, was fehlt.

Gibt es Bedenken?

Zunächst mal muss man sagen, dass die injizierbaren Kollagene weitgehend das leisten, was sie versprechen, und damit eigentlich gute Filler sind.

Eigentlich?

Das Problem ist, dass die im Handel zur Verfügung stehenden Kollagenprodukte überwiegend vom Rind stammen. Dieses Kollagen ist praktisch ein Fremdeiweiß, das mitunter nicht vertragen wird und eine unschöne allergische Reaktion mit Knötchenbildung in der Haut verursachen kann.

Aber Sie warnen nicht vor der Verwendung von Kollagen?

Im Dermatologikum unterspritzen wir aus den oben genannten Gründen lieber mit Hyaluronsäure als mit Kollagen. Bei der richtigen Injektionstechnik und vorherigen Tests auf Unverträglichkeiten – was bei Kollagen immer erforderlich ist – ist dieses Material in der Hand des geübten Arztes jedoch vertretbar. Es ist für die Behandlung von Falten zugelassen und wird seit Jahrzehnten verwendet. Abgesehen von den selten auftretenden lokalen Komplikationen, sind Erkrankungen des ganzen Körpers als Folge der Kollagenunterspritzung nicht bekannt.

Welche Verfahren lehnen Sie generell ab?

Ich halte es für ganz wichtig, nur natürliche Substanzen zu verwenden. Dies hat zwar den Nachteil, dass die Unterspritzung relativ häufig wiederholt werden muss, bringt jedoch den großen Vorteil, dass es nicht zu bleibenden, eventuell störenden Depots kommen kann, gegen die sich der Körper schlimmstenfalls noch auflehnt und allergisch reagiert. Synthetische Fremdsubstanzen wie Silikonöle oder andere Stoffe sollten meiner Meinung nach grundsätzlich gemieden werden. Auch wird hin und wieder in die Falte zwischen Nasenflügel und Mundwinkel eine Kette aus künstlichen Kügelchen eingelegt. Wenn sich im Laufe des weiteren Alterungsprozesse das Gesichtsfett anders verteilt, können diese Kügelchen an der Hautoberfläche als kleine Höcker sichtbar werden. Sie müssen dann operativ entfernt werden, was natürlich kein schöner Eingriff ist.

Was sind Gründe, die einen in jedem Fall von der Verwendung eines Fillers abhalten sollten?

Hierzu zählen schon vorher bekannte Unverträglichkeiten gegenüber dem Filler, ein positiver Hauttest (zum Beispiel bei Kollagen), Entzündungen in den zu unterspritzenden Arealen, selbstverständlich Schwangerschaft und Stillzeit, Patientinnen und Patienten, die an zahlreichen Allergien leiden und dadurch anzeigen, dass bereits eine hohe Reaktionsbereitschaft ihres Immunsystems vorliegt, Blutgerinnungsstörungen – auch wenn sie medikamentös bedingt sind – (zum Beispiel Marcumar-Einnahme), geplante Paralleleingriffe in derselben Sitzung (zum Beispiel Botox oder andere chirurgische Maßnahmen), eine psychische Instabilität sowie eine zu hohe Erwartungshaltung.

Wie bitte? Man soll sich nicht zu viel davon versprechen?

Gerade die hohe Erwartungshaltung führt meiner Meinung nach stets zu einem neuen Problem, nämlich dem, dass man mit der ganzen Sache hinterher doch nicht so richtig zufrieden ist, auch wenn der Behandlungserfolg sich nach einer objektiven Beurteilung durchaus eingestellt hat. Wer nicht zu viel erwartet, ist hinterher meist viel zufriedener.

Warum kommt es trotz aller Vorsichtsmaßnahmen dennoch gelegentlich zu Nebenwirkungen?

Der häufigste Fehler ist die Anwendung einer falschen Injektionstechnik, das heißt, es wurde zu tief oder zu flach gespritzt. Im Rahmen dieser falschen Technik wird auch häufig ein zu großes Volumen des Fillers verwendet. Das injizierte Material kann sich dann nicht gleichmäßig im Gewebe verteilen.

Kurzum: Filler – ja oder nein?

Bei hoher Fach- und Sachkenntnis des Arztes und Beachtung aller Vorsichtsmaßnahmen halte ich die Verwendung absolut für okay. Ein Restrisiko kann jedoch – wie bei jedem ärztlichen Eingriff – nicht ausgeschlossen werden.

Geglättet: Botox

Es heißt Botox, und es ist ein begehrter Glattmacher. Aber im Grunde ist es ein Gift, das in die Haut gespritzt wird. Was tut man sich mit Botox an?

Der Reihe nach: Es handelt sich um Botulinumtoxin, das Gift des Bakteriums Clostridium botulinum. Im allgemeinen Sprachgebrauch wird dieses bakterielle Toxin auch als Botox bezeichnet.

Klingt supergefährlich, ist es das auch?

Botox

Es gibt in der Medizin eine Grundwahrheit, die wir schon einmal zitiert haben – beim Thema Sonne. Diese Wahrheit heißt: »Nur die Dosis macht das Gift«. Das bedeutet, dass man die Giftigkeit einer Substanz allein durch die Verdünnung steuern kann. Im Falle von Botox wird die Giftigkeit durch eine extrem hohe Verdünnung so geschwächt, dass die Substanz bei gezielter Platzierung ihre Wirkung nicht im ganzen Körper, sondern nur dort entfaltet, wo sie auch hingespritzt wurde: im Falten auslösenden Gesichtsmuskel. Dort wirkt dieser Stoff dann nicht als Gift, sondern hemmt gezielt die Informationsübertragung von den Nerven auf den Muskel. Und genau das ist gewollt.

Seit wann wird Botox in der Medizin verwendet?

Die Substanz wird seit Anfang der 80er Jahre zur Korrektur des Schielens und bei Lidkrämpfen in der Augenheilkunde verwendet. Inzwischen gibt es eine große Liste von Erkrankungen und Beschwerden, die mit Botox behandelt werden. Hierzu zählen zum Beispiel Migräne und bestimmte Formen des Spannungskopfschmerzes.

Was genau bewirkt Botox?

Muskeln, die sich zusammenziehen, müssen von einem Nerv aktiviert werden. Dies funktioniert so, dass der Nerv einen Botenstoff freisetzt – Acetylcholin –, der die Muskelaktivität auslöst. Durch Botox wird die Freisetzung dieses Botenstoffs aus den Nerven gehemmt, der Muskel kann also nicht mehr aktiviert werden.

Was passiert in der Haut?

Durch eine Hyperaktivität der mimischen Gesichtsmuskulatur bilden sich häufig Stirnfalten oder die so genannte »Zornesfalte« zwischen den Augenbrauen. Durch eine Botox-Behandlung der betreffenden Gebiete werden die dortigen Muskeln vorübergehend gelähmt und verleihen dem Gesicht einen entspannten und freundlichen Ausdruck. Die Falten glätten sich und können gelegentlich auch ganz verschwinden. Ein Runzeln der behandelten Gebiete ist allerdings nicht mehr möglich, wodurch die Ausdrucksfähigkeit des Gesichtes, die Mimik, leidet. Die Behandlungsmethode ist kein Ersatz für Fillers, Laserbehandlungen oder Peelings. Sie kann lediglich als Ergänzung dieser Methoden angesehen werden.

Wann und wie lange wirkt Botox?

Die Wirkung setzt in der Regel nach zwei bis drei Tagen ein. Der maximale Effekt ist nach ein bis zwei Wochen sichtbar. Die Wirkungsdauer beträgt im Allgemeinen vier bis sechs Monate. Zur Aufrechterhaltung des gewünschten Effektes muss die Botox-Behandlung nach dieser Zeit wiederholt werden.

Wann sollte man Botox auf keinen Fall verwenden?

Bei Muskel- und Nervenerkrankungen, selbstverständlich bei Allergien gegen Bestandteile der Injektionen, zum Beispiel gegen das Mittel, in dem Botox gelöst ist, bei Infektionen oder Entzündungen in der zu behandelnden Hautregion, bei erhöhten Blutungsneigungen sowie bei der Einnahme bestimmter Antibiotika. Hier kann es zu Wechselwirkungen kommen. Selbstverständlich darf Botox während der Schwangerschaft und Stillzeit nicht angewendet werden.

Wie sicher ist Botox?

In der Hand des erfahrenen Arztes gilt die Anwendung von Botox heute als effektives Verfahren zur Behandlung dynamischer, das heißt mimisch bedingter Gesichtsfalten. Komplikationen wie ein hängendes Augenlid sind extrem selten. Sollte dies auftreten, verschwindet es nach einer Zeit wieder. Wichtig ist, dass vor jeder Injektion ein ausführliches Aufklärungsgespräch geführt wird, in dem die Vorgehensweise und die damit verbundenen Risiken genau besprochen werden.

Gibt es Langzeituntersuchungen von Botox?

Echte Langzeitergebnisse fehlen, was natürlich ein Manko ist. Nach dem derzeitigen Kenntnisstand ist die Anwendung von Botox aber sicher, und die Ergebnisse von Botox-Injektionen sind bei richtiger Anwendung exzellent. Jeder muss jedoch für sich entscheiden, inwieweit er seine Mimik außer Gefecht setzen will. Mit etwas Fingerspitzengefühl findet sich oft ein guter Mittelweg.

Gereinigt: Peelings

Was ist ein Peeling?

Die Zellen unserer Haut unterliegen einem ständigen Erneuerungsprozess. In der untersten Schicht der Oberhaut teilen sie sich und wandern innerhalb von drei bis vier Wochen durch die Epidermis – eben die Oberhaut – bis an die Oberfläche, wo sie sich nach und nach lösen. Durch ein Peeling werden Schichten der Haut mechanisch oder chemisch gelöst, wodurch der übliche Erneuerungsprozess beschleunigt wird.

Welche Formen des Peelings können nach der Tiefe ihrer Wirkung unterschieden werden?

Es wird grundsätzlich zwischen einem oberflächlichen, einem mittleren und einem tiefen Peeling unterschieden. Das oberflächliche Peeling beseitigt Teile der Oberhaut. Mit dem mittleren Peeling werden neben der Oberhaut auch oberflächliche Anteile der Lederhaut entfernt. Tiefe Peelings reichen deutlich in die Lederhaut.

Kann man Peeling mit Wundheilung vergleichen?

Das ist ein sehr guter Vergleich. Das Peeling setzt eine große, flache, oberflächliche »Wunde«, die dann vom Körper durch das schnelle Nachwachsen neuer Hautzellen zur Abheilung gebracht wird. Da die oberflächlichen Hautzellen, die beim Peeling entfernt werden, oft mehr oder weniger geschädigt sind, kann man das Peeling in gewisser Weise auch als eine Art milder Hauterneuerung betrachten.

Was kann mit einem Peeling erreicht werden?

Peeling

Dies hängt ganz und gar von der Tiefe des Peelings ab. Mit einem oberflächlichen, so genannten Softpeeling können Pigmentverschiebungen in der Oberhaut, Verhornungsstörungen und Hautunreinheiten im weitesten Sinne gebessert werden. Das mittlere Peeling wirkt wie das oberflächliche, reicht jedoch bis in die obere Lederhaut und glättet kleinere Fältchen. Mit dem tiefen Peeling erreicht man mittlere und tiefe Anteile der Lederhaut und kann dadurch tief liegende Bindegewebsstrukturen in der Haut beeinflussen. Dies führt zu einer kompletten Erneuerung aller oberen Hautschichten.

Kann man mit Peelings Narben glätten?

Kleine »Närbchen« können durch oberflächliche Peelings gegebenenfalls leicht abgeflacht werden. Generell ist ein Peeling jedoch nicht die geeignete Behandlungsmethode zur Therapie von Narben. Hier sind kältechirurgische Anwendungen – Kryotherapie – beziehungsweise gelhaltige Verbände oft überlegen.

Mit welchen Substanzen wird gepeelt?

Mechanische Peelings werden mit kleinen festen Schleifpartikeln erzielt, die in Cremes eingearbeitet sind. Diese Form des Peelings eignet sich besonders für unreine Haut und leichte Formen der Akne, vor allem, wenn diese viele Mitesser aufweist. Oberflächlich chemisch wird die Haut meist mit Alphahydroxysäuren – AHAs – gepeelt. Das ist heute die häufigste Form des Peelings. Diese Methode wird auch als Softpeeling bezeichnet und von Ärzten und geschulten Kosmetikerinnen unter ärztlicher Aufsicht angewendet. Alternativ kann auch mit Polyhydroxysäuren – PHSs – oder Salicylsäure gepeelt werden.

Wie funktioniert das mittlere Verfahren?

Beim mittleren Peeling wird auch mit Alphahydroxysäuren gearbeitet, die Säurekonzentrationen sind hier jedoch deutlich höher. Zudem verbleibt die Säure auch länger auf der Haut. Zusätzlich wird bei mittleren Peelingverfahren auch sehr erfolgreich Trichloressigsäure – TCA-Peeling – angewendet.

Das tiefe Peeling sollte nur ein Arzt machen?

Unbedingt, das tiefe Peeling gehört ausschließlich in die Hand erfahrenster Ärzte. Dabei wird Phenol angewendet, was bei einer nicht sachgemäßen Handhabung zu ausgeprägten Narben führen kann. Aber auch das mittlere Peeling gehört schon ausschließlich in die Hand des Arztes.

Aus welchem Grund?

Weil diese Peelings in die Lederhaut reichen und dort Gewebsveränderungen verursachen.

Aber auch ein oberflächliches Peeling kann man nicht ohne Vorbereitung beginnen?

Nein, vor einem oberflächlichen Peeling wird die Haut zunächst über zwei Wochen durch Anwendung einer Pflegecreme, die die Alphahydroxysäure in geringer Konzentration – meist zwischen acht und 15 Prozent – enthält, behandelt. Dieses »Prä-Peeling« garantiert die Verträglichkeit der Wirksubstanz und bereitet die Haut schon einmal für die eigentliche Peelingsitzung vor, die dann unter Aufsicht mit einer deutlich höheren Säurekonzentration erfolgt.

Wie genau läuft ein solches Softpeeling ab?

Nach der Reinigung des Gesichts mit einem milden Syndet oder auch Alkohol werden empfindliche Gesichtspartien mit Vaseline oder kochsalzgetränkten Pads abgedeckt. Im Anschluss wird dann die Alphahydroxysäure – zum Beispiel Glykolsäure – in etwa 20- bis 30-prozentiger Konzentration aufgetragen. In den folgenden Sitzungen – alle drei bis vier Wochen – wird die Konzentration der Säure langsam bis auf 70 Prozent gesteigert.

Wie lange bleibt die Säure auf der Haut?

In Abhängigkeit vom Hauttyp und der Anzahl bereits vorausgegangener Peelingsitzungen verbleibt die Säure etwa zwei bis zehn Minuten auf der Haut. Entscheidend sind aber hier nicht die Herstellerangaben, sondern das Fingerspitzengefühl des Arztes oder der Kosmetikerin. Während dieser Zeit dürfen sie auf gar keinen Fall den Raum verlassen. Die Farbe des Gesichts zeigt an, wie tief die Peelingsubstanz eingedrungen ist. Ist der gewünschte Effekt erreicht, wird die Säure neutralisiert und abgewaschen.

Spielt der individuelle pH-Wert dabei eine Rolle?

Der pH-Wert ist von großer Bedeutung. Je niedriger er ist, desto größer ist die Wirkung der Säure. Mit steigender Konzentration der Säure sinkt auch der pH-Wert.

Was passiert unmittelbar nach dem Softpeeling?

Nach der Neutralisierung wird die Haut gekühlt und mit einer milden Pflegecreme behandelt. Wichtig ist ein guter Lichtschutz nach dem Peeling. Durch die Säure lösen sich die obersten Schichten der Oberhaut. Gerade diese Schichten sind jedoch ein besonders wichtiger Schutz vor Sonne – das ist die Lichtschwiele. Insofern ist die Sonnenempfindlichkeit nach einem Peeling immer erhöht, da die Haut um einen wichtigen natürlichen Filter ärmer ist. Je nach Stärke des Peelings muss die Sonne für einige Wochen gemieden werden. Zusätzlich sollte grundsätzlich über mehrere Wochen ein hoher Lichtschutzfaktor, am besten Lichtschutzfaktor 30, angewendet werden.

Man liest öfter von einer elektrischen Schleiftherapie, die dem klassischen Peeling überlegen sei. Stimmt das?

Das Abschleifen oberflächlicher Hautareale mit der hochtourigen Fräse – wir nennen das Dermabrasion – stellt seit Jahrzehnten ein bewährtes Behandlungsprinzip in der operativen Dermatologie dar.

Das ist also keine rein kosmetische Behandlung?

Nein, damit korrigiert man die Folgen ernsthafter Hauterkrankungen wie etwa die Aknenarben. Eine solche Dermabrasion sollte nur zum Einsatz kommen, wenn die Akne nicht mehr aktiv ist, das heißt, wenn keine neuen

Entzündungen mehr auftreten. In der Hand des geübten Dermatochirurgen leistet diese Dermabrasion exzellente Dienste und führt häufig zu phantastischen Ergebnissen mit hochzufriedenen Patienten.

Gibt es Komplikationen?

Die Komplikationsrate dieser Schleifbehandlung ist gering. Durch die Dermabrasion wird eine oberflächliche Wunde gesetzt. Weil das sehr schmerzhaft ist, erfolgt die Behandlung in einer kurzen Vollnarkose. Die Haut heilt nach der Behandlung sehr schnell. Durch das Auftragen pflegender, antiseptischer Cremes, durch häufige Verbandswechsel und eine feuchte Wundbehandlung lässt sich die Krustenbildung weitgehend verhindern. Da im Gesicht sehr viele Talgdrüsenfollikel vorhanden sind, bildet sich die Oberhaut in kürzester Zeit neu. Das Wichtigste bei dieser Dermabrasion ist der konsequente Lichtschutz über mehrere Monate nach der Behandlung.

Kann man mit der Dermabrasion auch Falten behandeln?

Auch Falten lassen sich mit der Dermabrasion behandeln. Hierin liegt jedoch nicht die Stärke des Verfahrens. Da sind andere Behandlungsverfahren wie Botox, Filler und Laseranwendungen deutlich überlegen.

Geheilt: Laser

Was ist ein Laser?

Mit einem Laser kann man einen hoch energetischen Lichtstrahl erzeugen, der Zellen- und Gewebsstrukturen zielgenau zerstören kann. Das Gewebe wird durch die Lichtenergie dabei so stark erhitzt, dass es sich auflöst.

Wie wird ein Laserstrahl erzeugt?

Das Wort Laser steht für Light Amplification by Stimulated Emission of Radiation, was heißt: Lichtverstärkung durch induzierte Emission von Strahlung. Ein Laser ist ein Gerät, in dem Atome oder Moleküle durch Zufuhr von Energie in angeregte Zustände versetzt werden, in denen sie eine Zeit lang verbleiben. Wenn jetzt von außen Lichtenergie auf die angeregten Zustände der Atome oder Moleküle einwirkt, wird mehr Lichtenergie freigesetzt als von außen eingeflossen ist. Dieses Mehr an Energie führt zu einer Verstärkung des eintreffenden Lichts. Der Laser ist also eine Art Lichtverstärker. Durch die Verwendung von Spiegeln im Lasergerät kann der hoch energetische Laserstrahl gezielt gelenkt und genutzt werden. Während sich normales Licht aus unterschiedlichen Wellenlängen zusammensetzt, sind die Strahlen des Laserlichts monochromatisch, das heißt sie bestehen alle nur aus einer einzigen Wellenlänge. Die Energieteilchen des Laserlichts sind zudem räumlich und zeitlich gleich ausgerichtet. Man nennt das »kohärent«.

Energie

Klingt gut. Haben Sie vielleicht ein Beispiel?

Am besten stellt man sich das so vor: Nehmen wir einmal an, alle Kinder auf einem Schulhof sind kleine Energieteilchen eines Lichtstrahls. Sie laufen alle wild durcheinander, sodass die Energie verpufft. Jetzt stellen wir uns eine Kompanie von marschierenden Soldaten auf einem Kasernenhof vor. Alle Soldaten heben das Bein im selben Moment hoch – gleiche Wellenlänge – und sind zeitlich und örtlich koordiniert – kohärent – und marschieren parallel zueinander in die absolut gleiche Richtung. Die Energie, die von diesen Soldaten ausgeht – Laserlicht –, ist natürlich viel größer als die, die von den spielenden Kindern ausgeht – natürliches Licht.

Aber Laser ist nicht gleich Laser und nicht alles lässt sich mit demselben Gerät gleich gut behandeln?

Viele glauben immer, man könne alle Hautveränderungen mit einem einzigen Laser behandeln. Dies ist ein großer Irrtum. Für jede einzelne Hautveränderung braucht es im Prinzip einen eigenen Laser. Jeder Laser hat seine eigene Wellenlänge, und die Wellenlänge des Laserlichts wiederum bestimmt, welche Struktur in der Haut behandelt werden kann. Es gibt so genannte chirurgische Laser, die dazu verwendet werden, krankhaftes oder sonnengeschädigtes Gewebe abzutragen. Daneben gibt es Laser, mit denen zum Beispiel Altersflecken oder erweiterte Äderchen – Spider Naevi und Teleangiektasien – behandelt werden können. Neue Lasersysteme senden die Energie nicht dauerhaft, sondern stoßweise – gepulst – aus. Hierdurch lässt sich die Hitzeübertragung auf das Nachbargewebe, das ja geschont werden soll, weitgehend vermeiden. Diese neuen Lasersysteme verursachen daher deutlich geringere Schäden in der gesunden Umgebung als die älteren Laser, die noch vor einigen Jahren in Gebrauch waren.

Wo liegen die Vorteile des Lasers gegenüber anderen Behandlungsverfahren?

Zunächst einmal muss gesagt werden, dass es Hautveränderungen wie zum Beispiel Feuermale gibt, die vor der Laserära überhaupt nicht behandelt werden konnten. Der Laser hat hier zu einer echten Revolution geführt. Auch können flache, großflächige Hautveränderungen, die chirurgisch entfernt werden müssen, mit dem Laser meist sehr viel gezielter abgetragen werden, als dies früher mit dem Skalpell möglich war. Im Falle von Pigmentverschiebungen, zum Beispiel bei Altersflecken, arbeitet der Laser auch sehr viel genauer, effektiver und schonender als ältere Behandlungsmethoden mit Chemikalien wie Phenol, mit Kältechirurgie oder Salbenanwendungen. Auch das Entfernen von Tätowierungen und Schmutzeinsprengungen nach Verletzungen war vor der Laserära nur durch ein Herausschneiden des tätowierten Areals möglich, was bei großflächigen Tattoos ja so gut wie immer unmöglich war. Das heißt, der Laser hat uns bei einigen Hautveränderungen einen völlig neuen und sehr effektiven Therapieansatz beschert.

Und es gibt keine Nachteile bei der Laserbehandlung?

Bei richtiger Anwendung hat der Laser keine Nach- sondern nur Vorteile. Nachteile können sich jedoch dadurch ergeben, dass man ohne Kenntnis der Diagnose versehentlich bösartige Hautveränderungen therapiert. Da der Laser das Gewebe zerstört, steht das Gewebe nicht mehr für eine mikroskopische Untersuchung zur Verfügung. Wichtig ist also, dass die Diagnose vor dem Einsatz eines Lasers immer klar sein muss.

Mitunter wird der Laser auch dort eingesetzt, wo klassische Methoden nach wie vor zweckmäßiger sind?

Keine Frage, die Gefahr, dass alle möglichen Hautveränderungen gelasert werden, die vielleicht mit einer einfachen und bewährten Methode viel besser hätten behandelt werden können, besteht durchaus. Nur weil ein entsprechendes Gerät vorhanden ist, wird zum Laser gegriffen. Vor einiger Zeit stellte sich einmal eine Dame mit zahlreichen kleinen Närbchen und weißen Flecken im Hals-

und Dekolletébereich bei mir vor. Auf meine Frage, wie diese Veränderungen entstanden seien, teilte sie mir mit, dass kleine Wärzchen gelasert wurden. Kleine Wärzchen im Halsbereich – so genannte Fibrome – werden, sofern sie stören, mit der Schere abgetragen. Nach ein bis drei Tagen ist an der Abtragungsstelle nichts mehr zu sehen. Von einer Narbe ganz zu schweigen. Hier wollte offensichtlich jemand seinen neuen Laser ausprobieren und ist dabei weit über das Ziel hinausgeschossen. Ein alter amerikanischer Laserpionier hat einmal gesagt: »If you don't need a laser, don't use a laser«. Dem ist eigentlich nichts hinzuzufügen.

Welche Hautveränderungen lassen sich unter rein medizinischen Gesichtspunkten ideal mit einem Laser entfernen oder behandeln?

Tätowierungen und Schmutzeinsprengungen, Altersflecken (solare Lentigines), kleine Äderchen und Gefäßerweiterungen (Teleangiektasien), kleine oberflächliche Blutschwämmchen (Cherry-Haemangiome) und Feuermale. Außerdem lassen sich mittels Laser auch Körperhaare sehr gut entfernen …

… was wir im Kapitel »Mit Haut und Haar« schon beschrieben haben. Können auch Falten mit dem Laser behandelt werden?

Bestimmte Falten lassen sich gut mit dem Laser behandeln. Hierzu zählen insbesondere kleine, oberflächliche »Knitterfältchen« an den Wangen oder um den Mund herum. Es ist auch möglich, das gesamte Gesicht zu lasern, wodurch dieses optisch deutlich verjüngt werden kann. Man spricht dann von einem »Skin Resurfacing«. Die beiden Lasertypen, die sich hier besonders eignen, sind der Erbium-YAG und der CO_2-Laser. Wenn nicht das ganze Gesicht, sondern nur eine Teilregion gelasert wird, sollte immer darauf geachtet werden, dass diese Teilregion zumindest einer kompletten, so genannten kosmetischen Einheit entspricht. Hierzu zählen zum Beispiel die gesamte Mundregion oder die komplette Stirn. Wenn Teilregionen gelasert werden, die nicht mit kosmetischen Einheiten im Gesicht identisch sind, gibt es immer unbefriedigende Ergebnisse.

Wie lang dauert die Heilung nach einer solchen Therapie?

Nach dem Einsatz des Erbium-YAG oder des CO_2-Lasers zur Behandlung von Falten kommt es üblicherweise zu einer Rötung mit Schwellung und nässender Ablösung oberer Hautschichten. Je nach Stärke der Therapie müssen zwei Wochen für den eigentlichen Heilungsverlauf gerechnet werden, im Idealfall kann es schneller gehen.

Kann es Komplikationen bei der Faltenbehandlung mit dem Laser geben?

In den ersten Tagen nach der Lasertherapie kann es zum Auftreten einer Herpes-Virusinfektion kommen. Aus diesem Grunde sollte während der Behandlung immer eine kurzfristige Herpes-Prophylaxe mit Tabletten eingesetzt werden. Wenn sich die oberflächlichen Hautschichten in den Tagen nach der Behandlung lösen und dabei auch nässen, ist dies immer auch ein idealer Nährboden für Bakterien. Das Auftragen antiseptischer und gegebenenfalls antibiotischer Salben ist daher ratsam und wird von erfahrenen Laserärzten auch angewandt. Im weiteren Verlauf kann es zu bleibenden Rötungen, mehr oder weniger ausgeprägten Schwellungen, Pigmentverschiebungen – zu viel Pigment oder zu wenig Pigment – und schlimmstenfalls auch zu Narbenbildungen kommen. All diese Spätkomplikationen sind bei richtiger Handhabung des Lasers selten. Besonders bei dunkelpigmentierten Menschen sind Laseranwendungen schwierig. Menschen mit dunkler Haut haben viel Eigenpigment, dessen Lage sich nach einer Laserbehandlung häufig verschiebt und zu hartnäckigen störenden Flecken führen kann.

Wie sollte man sich nach einer Lasertherapie schützen?

Die frisch behandelte Hautregion sollte keinen mechanischen, zum Beispiel Reibungen, chemischen, zum Beispiel Kosmetika, Arzneimittel, oder thermischen, zum Beispiel Sauna, Irritationen ausgesetzt werden. Darüber hinaus ist ein effektiver Sonnenschutz von überragender Bedeutung. In den ersten Monaten nach der Behandlung ist es absolut zwingend, UV-Licht zu meiden, da es sonst zu äußerst störenden und lang anhaltenden Pigmentverschiebungen kommen kann.

Wer darf einen Laser einsetzen? Nur der jeweilige Facharzt?

Nein, die Gesetzesgrundlage ist derzeit noch unbefriedigend. Laser dürfen im Grunde von jedem benutzt werden. Wenn die Laserbehandlung in einer ärztlichen Praxis unter ärztlicher Aufsicht von einer geschulten Fachkraft angewandt wird, zum Beispiel bei Verwendung eines Enthaarungslasers, ist nichts dagegen einzuwenden. Insbesondere die chirurgischen Laser gehören jedoch ausschließlich in die Hand eines Facharztes, in dessen Fachgebiet das zu behandelnde Organ fällt. So ist es nach meinem Verständnis von Qualitätsmanagement selbstverständlich, dass Augenprobleme nur vom Augenarzt gelasert werden, die Nasenschleimhaut nur von einem HNO-Arzt und die Gesichtshaut nur von einem Hautarzt. Darauf sollte jeder sehr genau achten.

Lassen sich auch Narben mit dem Laser behandeln?

Die Behandlung von Narben ist generell schwierig. Es steht eine Reihe von Behandlungsmöglichkeiten zur Verfügung, zu denen auch die Glättung mit chirurgischen, so genannten Abtragungslasern wie dem Erbium-YAG oder CO_2-Laser gehören. Ob der Laser anderen Behandlungen wie Kältechirurgie, Kortisoneinspritzungen, Kortisonsalbentherapien oder Folienpflaster oder Cremes aus Silikon überlegen ist, bleibt immer eine Einzelfallentscheidung. Laser können sicherlich zahlreiche Narben glätten und bessern, möglicherweise aber auch verschlechtern. Narbenbehandlungen sind jedoch nur eins von vielen Einsatzgebieten für den Laser, nehmen aber nicht gerade den Spitzenplatz ein.

Über Muttermale haben wir bereits gesprochen. Es dürfte nicht ganz einfach zu entscheiden sein, ob eine Behandlung mit einem Laser in Frage kommt.

Was mit dem Muttermal selbst zu tun hat. Das Wort sagt zunächst nichts darüber aus, worum es sich handelt. So ist ein Pigmentmal ein Muttermal und auch ein Feuermal ist ein Muttermal. Wenn wir jetzt mit Muttermalen nur die Pigmentmale meinen, die durch Ansammlungen von Pigmentzellen, Melanozyten, hervorgerufen werden, ist der Laser völlig fehl am Platze. Bei diesen Pigmentmalen, insbesondere wenn sie asymmetrisch, dunkelbraun bis schwarz gefärbt und unregelmäßig begrenzt sind, kann es sich bereits um Melanome, schwarze Hautkrebse, handeln. Eine Laserbehandlung solcher Pigmentflecken könnte für den Patienten/die Patientin schwer wiegende Folgen haben. Zum einen würde die Bösartigkeit nicht entdeckt werden, da das gelaserte Gewebe nicht mehr mikroskopisch untersucht werden kann, zum anderen könnte es sein, dass das bösartige Gewebe durch die Lasertherapie nur unvollständig entfernt würde. Man wiegt sich dann in Sicherheit, und das schlimme Erwachen kommt später. Aus diesem Grunde lehnen wir die Lasertherapie von Pigmentmalen, wie wir sie oben definiert haben, grundsätzlich ab, auch wenn wir darum gebeten werden. Ausgenommen hiervon sind natürlich Altersflecken (solare Lentigines), die selbstverständlich gelasert werden dürfen. Die Diagnose muss hier vor Beginn der Lasertherapie jedoch klar sein.

Gibt es Ausnahmen?

Eine Ausnahme gibt es bei großflächigen Muttermalen bei Neugeborenen. Diese Hautveränderungen beeinträchtigen und belasten so schwer, dass man versucht, sie in den ersten zwei bis drei Tagen nach der Geburt durch Abschleifen oder Laserbehandlungen abzutragen. Hier nimmt man in Abwägung von Vor- und Nachteilen das Risiko in Kauf, dass das mit dem Laser behandelte Gewebe nicht mehr komplett mikroskopisch untersucht werden kann.

Im Zusammenhang mit Behandlungen der Altershaut, Pigmentstörungen oder Sonnenkeratosen wird häufig über die »Photodynamische Therapie« gesprochen. Was ist das?

Bei der photodynamischen Therapie, der PDT, wird für vier Stunden eine Salbe aufgetragen, die gut in entarteten Zellen eindringt. Im Anschluss erfolgt eine zehnminütige Rotlichtbestrahlung. Das rote Licht aktiviert die Salbe, worauf auch der Name »Photodynamische Therapie« beruht. Die Salbe alleine bewirkt nichts. Das rote Licht alleine bewirkt auch nichts. Salbe und rotes Licht zusammen führen jedoch zu einer gezielten Zerstörung von oberflächlichen Krebszellen in der Haut. Dies wird zur Behandlung sonnenbedingter Verhornungsstörungen, der »Aktinischen Keratosen« sowie anderer oberflächlicher Hautkrebsformen, der Basaliome, genutzt. Bei richtigem Einsatz sind die therapeutischen Effekte dieser Behandlung hervorragend.

Wenn die Wirkung der photodynamischen Therapie auf die oberflächlichen Hautschichten so gut ist, kann man damit auch Falten behandeln?

In den vergangenen Jahren wurde mehrfach auf internationalen Kongressen darüber berichtet, dass die Altershaut mit lichtbedingten Hautschäden durch eine photodynamische Therapie gebessert werden kann. Auch im Zusammenhang mit kleineren Falten wurde über eine tendenzielle Glättung der Haut gesprochen. Eine optische Verjüngung nach einer photodynamischen Therapie ist nach meiner Beobachtung wenn überhaupt nur sehr gering und stellt allenfalls einen kleinen Begleiteffekt bei der Behandlung von sonnenbedingten Verhornungsstörungen und anderen Formen von Hautkrebs dar. Für eine Behandlung von Falten und anderen altersbedingten Hautveränderungen ist die photodynamische Therapie in ihrer derzeitigen Form deshalb ungeeignet.

12.
Die invasive Behandlung

Es gibt viele Frauen, die sich eine operative Verjüngung des Gesichts durchaus wünschten, wenn es eine schonende, nicht allzu aufwendige Methode gäbe. Oder muss es immer ein Facelift sein, um den gewünschten Effekt zu erzielen?

Auf keinen Fall. Das Facelift steht auch bei den operativen Eingriffen am Ende einer ganzen Reihe von Möglichkeiten, das Gesicht wieder jugendlicher und straffer erscheinen zu lassen.

Wenn also eine Patientin zu Ihnen kommt und nach dem Facelift fragt, raten Sie erst einmal, genau zu überlegen, ob es nicht einen anderen Weg gibt?

Unbedingt, denn vielfach wird dieser Wunsch nur geäußert, weil man über die anderen Möglichkeiten gar nicht Bescheid weiß. In unserer Klinik in Hamburg gibt es im Übrigen gar keinen Operateur, der ein Facelift machen könnte. Das bedeutet, ein Facelift gehört nicht zum Repertoire eines Dermatologen. Wenn jemand fest entschlossen ist, sich einer solchen Behandlung zu unterziehen, dann sehen wir unsere Aufgabe in erster Linie darin, dafür zu sorgen, dass die Patientin zu absolut kompetenten und erstklassigen Ärzten kommt – glücklicherweise gibt es in Hamburg eine Reihe von exzellenten plastischen Chirurgen. Das ist deshalb von großer Bedeutung, weil die Patientin allein auf sich gestellt nur schwer herausfinden kann, welcher Operateur für sie der richtige ist. Insofern sehen wir uns hier eher als Anlauf- und Beratungsstelle, die den Sinn und die Risiken eines Facelifts mit der Patientin noch einmal kritisch erörtert.

Lid: straffen

Welche operative Korrektur ist relativ schonend und zugleich sehr wirkungsvoll?

Die Straffung der Oberlider. Sie zählt zu den effektivsten Methoden einer optischen Verjüngung und wird gerade auch von solchen Patientinnen gewünscht, die ansonsten überhaupt keine Probleme damit haben, dass zum Älterwerden eben auch ein paar Falten gehören. Nur kann ein schlaffes Augenlid, das über dem Augapfel Falten wirft, einen Menschen auch älter oder weniger dynamisch und vital erscheinen lassen, als er eigentlich ist. Viele stören die zahlreichen kleinen Hautfältchen, die einem Gesicht auch den Ausdruck von Müdigkeit verleihen können.

Und diese kleinen Fältchen über dem Auge kann man einfach entfernen?

Man kann, und das sehr gut. Ein relativ kleiner Eingriff mit maximalem Erfolg sozusagen. In einer einfachen Operation bei lokaler Betäubung wird die überschüssige Haut ellipsenförmig herausgetrennt. Die Wundränder werden mit mikroskopisch kleinen Fäden vernäht. Die Fäden wiederum kann man schon nach sechs bis acht Tagen ziehen. Die Korrektur wird auch zunehmend von Männern in

Anspruch genommen. Gesichtsausdruck und Mimik werden durch diesen Eingriff nicht verändert, Natürlichkeit und die Authentizität des Gesichts bleiben also voll erhalten.

Es können außer den kosmetischen auch medizinische Gründe für diese Korrektur sprechen?

Dann, wenn das Gesichtsfeld bereits eingeschränkt ist. In diesem Fall wird die Korrektur auch von den Versicherungen als medizinisch erforderlich und damit erstattungsfähig anerkannt.

Wie lange dauert der Eingriff?

Der Eingriff dauert 60 bis 90 Minuten, und in der Regel kann die Patientin unsere Tagesklinik wenige Stunden nach der Operation wieder verlassen.

Am besten mit Sonnenbrille?

Ja, das ist zu empfehlen, denn ein »blaues Auge«, das aber schon nach wenigen Tagen abheilt, lässt sich nicht immer vermeiden. Durch das Kühlen der Augenregion mit Cool-Pads unmittelbar nach dem Eingriff lassen sich Hämatome und Schwellungen in der Augenregion jedoch gering halten. Jedenfalls stellt sich der Erfolg relativ schnell ein: Niemand sieht, was eigentlich gemacht wurde, aber man selbst sieht eben deutlich jünger aus.

Was ist mit Tränensäcken – lassen sich die Unterlider genauso leicht straffen?

Die Unterlider zu straffen und Tränensäcke zu entfernen ist ebenfalls leicht möglich, operativ aber etwas anspruchsvoller. Die Tränensäcke werden durch einen unsichtbaren Schnitt in der Bindehaut sozusagen von unten entfernt. Anschließend wird die überschießende Haut des Unterlides mit dem CO_2-Laser geglättet – was man »Collagenshrinking« nennt. Hier ist es besonders wichtig, dass drei Monate nach der Laserbehandlung die Haut des Unterlids wegen möglicher Pigmentverschiebungen keiner Sonneneinstrahlung ausgesetzt wird.

Face: liften

Können Sie einen typischen Fall schildern, bei dem Sie ein Facelift befürwortet haben?

Ich denke da zum Beispiel an eine 60 Jahre alte Patientin, sportlich, schlank und sehr körperbewusst. Sie hat Zeit ihres Lebens geraucht, wodurch die Jahre zahlreiche und deutliche Spuren in ihrem Gesicht hinterlassen haben. Die Wangenknochen ragen hervor, die Haut ist faltig und hat kaum noch eigene Spannkraft. Besonders an Wangen und Kinn ist überschüssige Haut zu sehen. Jedenfalls mochte sie sich mit diesem Erscheinungsbild nicht abfinden.

Aber da könnte man doch auch erst einmal zu einer Lidstraffung raten und zu einem Peeling oder einer Laserbehandlung, die die Haut wieder glättet?

Nein, das käme ganz sicher nicht in Frage. Ein solcher fachlicher Rat hätte sozusagen das »Thema verfehlt«. Wer dazu riete, hätte auch nicht das Wohl und den Leidensdruck der Patientin im Auge. Denn gerade die Glättung der Haut mit Peelingverfahren oder Laser bringt nur Erfolg, wenn eine gewisse Elastizität und Eigenspannung erhalten ist und es eher die kleinen Knitterfältchen im Gesicht sind, die als störend empfunden werden. Wenn es also darum geht, lediglich oberflächliche Falten zu straffen. In dem von mir geschilderten Fall kann davon aber keine Rede sein, weil die Haut bereits derart erschlafft ist, dass mit den genannten Methoden keinerlei Besserung erzielt werden würde. In diesem Fall also kommt wirklich nur ein Facelift in Frage. Es sei denn, die Patientin lernt ihr Aussehen zu akzeptieren. Alle anderen medizinisch-kosmetischen Methoden könnten jedenfalls das gewünschte Ergebnis nicht annähernd erzielen.

Facelift

Kann man Facelift und Laserbehandlung kombinieren?

Das kann man in vielen Fällen durchaus, und das geschieht auch sehr häufig.

Was passiert bei einem Facelift genau?

Bei einem Facelift wird durch mehrere Schnitte am Rande des Gesichts eine große Menge überschüssiger Haut entfernt. Der Eingriff erfolgt in Vollnarkose …

… was schon an sich immer ein gewisses Risiko birgt?

Das Risiko der Vollnarkose ist heutzutage bei unserer technologisch hoch entwickelten Anästhesie verschwindend klein. Das wäre das geringste Problem. Ein großes Problem ist es jedoch, und darauf muss unbedingt hingewiesen werden, dass die Mimik anschließend eingeschränkt sein kann und das Gesicht womöglich den individuellen Charakter einbüßt.

Was ein exzellenter Operateur natürlich versuchen wird zu verhindern.

Allerdings. Ein Facelift muss so ausgeführt sein, dass die Korrekturen zurückhaltend erfolgen. Man möchte zwar besser aussehen, aber man möchte sich selbst auch noch wiedererkennen. Jeder sollte glauben, dass man im Urlaub war, und niemand sollte es einem ansehen, dass man beim Chirurgen war. Ein zweites Problem ist aus meiner Sicht, dass die sehr, sehr hohen Erwartungen vieler Patientinnen meist nicht oder nur unzureichend erfüllt werden können. Das schafft natürlich eine neue Unzufriedenheit und damit ein neues Problem. Meiner Meinung nach sehen nur wenige Frauen nach einem Facelift wirklich jünger, gesünder und besser aus. Meistens passen die Dinge hinterher nicht mehr so richtig zusammen.

Warum dann überhaupt?

Wie heißt es: Des Menschen Wille ist sein Himmelreich? Geschmacksfragen sind etwas sehr Persönliches, und wer risikobereit und fest entschlossen ist, wird sich nach meiner Erfahrung nicht so leicht von einem Facelift abbringen lassen. Wenn es denn geschehen soll, dann wenigstens unter optimalen Bedingungen, was so viel heißt wie ein erfahrener Operateur, zurückhaltendes Vorgehen, kein Zeitdruck, keine zu hohen Erwartungen, tolerantes Umfeld, kein Nikotinkonsum, weil die Wundheilung dann schlechter ist, und vieles andere mehr.

Das heißt, Sie raten nicht grundsätzlich von einem Facelift ab?

Nein, warum? Wenn der Arzt erkennt, dass eine Patientin auch zu einem solch weitreichenden Eingriff entschlossen ist, dass der Leidensdruck enorm ist und es keine alternative Methode gibt, die Abhilfe schaffen könnte, und wenn sich die Patientin der Risiken des Eingriffs bewusst ist, kann im Einzelfall auch ein Facelift gerechtfertigt sein, obwohl das – ehrlich gesagt – nicht unsere Standardempfehlung ist.

Fett: absaugen

Schnelleren Erfolg als durch langwierige Diäten erzielbar versprechen sich Menschen, die ihre Fettdepots absaugen lassen wollen. Klingt einfach, ist es aber wohl nicht?

Das ist überhaupt nicht einfach. Im Gegenteil. Das Fettabsaugen, das wir Liposuction nennen, ist ein Eingriff, der die Konturen eines Menschen verändert. Dabei werden in oberflächlicher Narkose größere Mengen des unter der Haut liegenden Fettgewebes durch vakuumgesteuerte Kanülen abgesaugt. Zuvor wird das zu behandelnde Areal mit mehreren Litern einer hochverdünnten Anästhesie-Lösung durchflutet, man nennt das eine Tumeszenzanästhesie. Diese betäubt nicht nur, sondern es erleichtert auch das Absaugen.

Warum ist das besser als eine Vollnarkose?

Die Tumeszenztechnik erlaubt die Behandlung eines großen Areals in lokaler Betäubung, und die Vorgehensweise ist ambulant gut steuerbar. Die Patienten sind die ganze Zeit ansprechbar, das heißt Arzt und Patienten können sich unterhalten und der Patient kann auch besser und sicherer gelagert werden. Durch das Einbringen einer großen Flüssigkeitsmenge in das Fettgewebe, die sich hier nach kurzer Einwirkzeit gleichmäßig verteilt, können die von Flüssigkeit umspülten Fettzellläppchen außerdem leichter aus dem Gewebe gelöst werden. Die Tumeszenztechnik erlaubt die Verwendung von kleinen abgerundeten Absaugkanülen, die das Gewebe kaum schädigen. Das Gerüst aus Bindegewebsfasern, in das die Fettzellen eingelagert sind, bleibt weitgehend erhalten, wodurch wiederum der Heilungsverlauf deutlich verbessert wird, denn die Bindegewebsstrukturen helfen der Haut, nach einer Liposuction rasch eine schöne und straffe Form anzunehmen.

An welchen Körperstellen kommt die Liposuction in Frage?

Die wichtigsten Stellen sind Bauch und Oberschenkel. Viele Frauen kennen das: Sie leiden oft seit ihrer Jugend darunter, dass die seitlichen Oberschenkelpartien vermehrt Fett eingelagert haben. Man spricht von Reithosen. Nicht alle wollen sich damit arrangieren. Vor allem junge Frauen nicht, die auch mal enge Jeans tragen möchten. Prinzipiell kann heutzutage aber jede Region behandelt werden. Es gibt natürlich Stellen, an denen die Liposuction leichter anzuwenden ist und an denen dann meist auch besonders gute Ergebnisse erzielt werden.

Was ist denn für Sie ein hervorragendes Ergebnis?

Ein hervorragendes Ergebnis ist, wenn die gewünschte Form komplikationslos hergestellt werden kann, die Haut straff über dem behandelten Areal liegt und es zu keinen Veränderungen des Oberflächenreliefs mit Dellenbildungen und Knoten kommt.

Dann könnte die Liposuction eigentlich doch als bequeme Abmagerungskur angesehen werden?

Liposuction

Beileibe nicht. Wer Übergewicht hat, muss versuchen, sein Gewicht durch eine für ihn maßgeschneiderte Diät mit reduzierter Kalorienzufuhr in den Griff zu bekommen. Hier ist die Liposuction völlig fehl am Platze. Die Liposuction wird heute vielmehr als eine Möglichkeit angesehen, die Körperformen zu harmonisieren, und zwar an Stellen, die Probleme bereiten. Idealerweise hat der Patient beziehungsweise die Patientin kein Übergewicht, sondern nur in bestimmten Regionen Fettpolster, die auch durch keine noch so disziplinierte Diät zu beeinflussen sind. Hier liegt die Domäne der Liposuction, weshalb das Verfahren in letzter Zeit auch mehr als »Liposculpturing« oder als »Bodyforming« bezeichnet wird. Dies können zum Beispiel die störenden Fettpolster bei Männern auf den Hüften oder die bereits oben erwähnten »Reithosen« bei Frauen sein.

Es gibt aber auch ernst zu nehmende Risiken?

Durchaus, doch auch hier hängt es von der Kunstfertigkeit des Arztes ab, wie groß das Risiko ist. Man kann es also minimieren. Hauptproblem ist: Das Hautrelief kann nachher unregelmäßig sein. Es kann Dellen oder Knoten geben. Aber das sind Komplikationen, die bei erfahrenen Operateuren und bei exakter Anwendung der Technik glücklicherweise extrem selten sind. Wichtig ist, wie bei allen operativ-kosmetischen Eingriffen, dass der Operateur versiert ist und mit großer Umsicht vorgeht. Man darf nicht übersehen, dass bei unsachgemäßer Handhabung der Kanüle auch Körperhöhlen verletzt werden können. Durch neue Techniken, wie die vibrationsassistierte Liposuction – VAL – ist die Gefahr von Verletzungen jedoch sehr gering, da die kleine Absaugkanüle mit sehr feinen Schwingungen an festen Strukturen vorbeigleitet, ohne diese zu verletzen. Es muss dennoch gesagt werden, dass eine ausgedehnte Liposuction trotz der geringen Risiken und der zum Teil exzellenten Ergebnisse kein Bagatelleingriff ist.

Gibt es außer der ästhetischen Dermatologie andere Gründe für eine Liposuction?

Selbstverständlich. Es gibt eine ganze Reihe von pathologischen Fettgewebsvermehrungen, die zum Teil auch schmerzhaft sein können. Hier leistet die Liposuction hervorragende Dienste und verhindert große Schnitte, wie sie noch vor einigen Jahren erforderlich waren.

Neuerdings hört man auch von der »Fettwegspritze«. Was ist das?

Hierbei handelt es sich um eine Spritze mit dem Wirkstoff Phosphatidylcholin, der im Gallensaft vorkommt. Es liegen aber bisher nur sehr wenige Erfahrungen mit dieser Substanz vor, und wissenschaftliche Publikationen darüber existieren so gut wie gar nicht. Es scheint aber so zu sein, dass die Spritze in der Tat Fettgewebe zum Einschmelzen bringen kann. Die Formung von exakten Konturen, das heißt das ästhetische Modellieren, ist offensichtlich das Hauptproblem bei der Behandlung mit dieser Substanz. Schwer wiegende Nebenwirkungen sind mir persönlich nicht bekannt. Die Methode steckt meines Erachtens nach jedoch noch in den Kinderschuhen, sodass Effekte und Risiken dieser Behandlung bisher nicht abschließend beurteilt werden können.

Kann man auch Cellulite mit der Liposuction behandeln?

Man kann sie mit dieser Methode durchaus lindern, also das Hautrelief wieder ebener, entspannter machen.

Die Cellulite wird gerne als Orangenhaut bezeichnet …

… weil das Hautrelief bei einer Cellulite Dellen zeigt, wie sie für die Schale einer Orange typisch sind. Die Veränderungen treten besonders in der Oberschenkel-, Hüft- und Poregion auf. Ursache der Dellen- und Knotenbildung ist möglicherweise ein relativer Androgenmangel (Mangel an männlichen Hormonen), der das Problem durch eine zu geringe bindegewebige Quervernetzung im Unterhautfettgewebe verursacht. Zusätzlich ist das vorhandene Bindegewebsnetz zwischen Muskulatur auf der Innenseite und Haut auf der Außenseite mit größeren Fettgewebsmengen belastet als es fassen kann. Dadurch entsteht innerhalb des vorhandenen straffen Bindegewebsnetzes, das das Fettgewebe unterteilt, ein erhöhter Druck, der dadurch ausgeglichen wird, dass sich die Haut nach außen hin unregelmäßig vorwölbt und einzieht. Obwohl die Cellulite nahezu ausschließlich bei Frauen auftritt, können auch Männer bei entsprechender Veranlagung und bei einem relativen Androgenmangel eine Cellulite entwickeln. Dies ist aber selten. Da nicht längst alle Frauen an einer Cellulite leiden, muss es neben hormonellen Einflüssen weitere Ursachen geben. Hierzu zählt neben der genetischen Veranlagung die Ernährung, das Körpergewicht, die körperliche Aktivität oder auch der Lebensstil.

Das heißt, so ganz genau weiß man nicht, warum Cellulite überhaupt entsteht?

Nein, über die Ursachen wird seit Jahrzehnten spekuliert, und auch die therapeutischen Empfehlungen sind schier endlos. In einer aktuellen wissenschaftlichen Studie wurden in 33 so genannten Cellulite-Präparaten allein 263 Inhaltsstoffe definiert. Tatsache ist, dass die genauen Ursachen der Cellulite auch heute unbekannt sind und es keine äußere Therapie gibt, von der man mit Sicherheit sagen kann, dass sie irgendetwas an der Cellulite ändert.

Gibt es wirklich keine Creme, keine Lotion, die Cellulite »heilen« könnten?

Nein. Es gibt bis heute keine einzige wirksame pharmakologische Substanz, mit der die Cellulite nennenswert gebessert werden kann. Es gibt einige Stoffe, wie zum Beispiel Koffein und Vitamin A, die, wenn sie regelmäßig auf die Haut aufgetragen werden, eine Besserung bewirken sollen. Was rein pharmakologisch denkbar wäre. Aber wenn man sich klarmacht, dass die Ursache der Cellulite relativ tief liegt, also innerhalb der Bindegewebsstrukturen des Unterhaut-Fettgewebes, dann wird man verstehen, warum solche Substanzen allenfalls marginale Wirkungen entfalten können. Um mehr zu erreichen, müssten diese Stoffe das gesamte Bindegewebsgerüst der weiblichen Haut verändern. Und das noch von außen. Das kann nicht funktionieren.

Dann wäre die Liposuction die einzige Methode, die am Erscheinungsbild einer Cellulite-Haut zurzeit etwas ändern kann?

Das ist die einzige invasive Methode, die besonders für größere Hautareale in Frage kommt. Mit einer kleinen

Kanüle wird in einem Unterdruckverfahren Fettgewebe abgesaugt. Dabei werden kleine Bindegewebsbrücken zerstört. Wichtig ist, dass das Gewebe gleichmäßig abgetragen wird, nur dann wird die Oberfläche der Haut auch wieder glatter.

Aber es gibt noch ein anderes invasives Verfahren, das ...

... ebenso in die Hand eines exzellenten plastisch-chirurgischen Arztes gehört. Diese Methode wird Subcision genannt. Im Unterschied zum Fettabsaugen kann diese Methode auch nur bei kleineren Hautflächen angewandt werden.

Wie?

Durch kleine Einstiche mit dem Skalpell werden die Bindegewebsstrukturen parallel zur Hautoberfläche getrennt, um die Haut von der Spannung des Bindegewebes zu befreien und das wellige Einziehen der Hautoberfläche zu beseitigen.

Was empfehlen Sie?

Oft wird die so genannte Cellulite von den Patientinnen störender empfunden als sie – objektiv betrachtet – ist. Manchmal führt ein Gespräch darüber dann auch zu mehr Gelassenheit im Umgang mit sich selbst. Denn wie gesagt, Cellulite ist keine Krankheit. Nur wenn der Leidensdruck entsprechend groß ist, kann man auch empfehlen, mit den beschriebenen Verfahren wenigsten eine Linderung anzustreben.

13. Maximen einer hautgesunden Lebensweise

Seele: wohlig	Körper: leicht	Haut: straff
Das seelische Lebensprogramm: Eine schöne Haut zu erhalten, ist möglich. Wenn wir eine einfache Erkenntnis beherzigen: Was wir wollen, darf nie größer sein als das, was wir bei realistischer Einschätzung auch wirklich schaffen können. Wenn die Seele sich wohl fühlt, ist sie ein Hautschmeichler.	Das physische Lebensprogramm: Aller Anfang ist schwer. Im doppelten Sinne – zum Beispiel wenn man abnehmen möchte. Erwarten Sie nicht zu viel. Wer, was und wie wir sind, ist nicht nur programmiert. Wir sind über viele Jahre so geworden, wie wir sind. Jede Änderung braucht Zeit und hat ihre Grenzen.	Das hautnahe Lebensprogramm: Sie können Ihrer Haut helfen. Sie können Ihrer Haut geben, was sie schon immer gebraucht hat. Aber Sie können nicht in eine neue Haut schlüpfen. Schöne Haut ist die Haut des individuell Möglichen. Schöne Haut muss nicht perfekt sein.
Ohne Stress geht nichts voran: Wir brauchen Stress. Aber auf Stress muss Erholung folgen. Sonst macht Stress auf Dauer krank. Besser	Alles im Lot: Wir sollten auf unsere Gesundheit achten. Was ist mit den Zähnen, was mit der Darmvorsorge, was ist mit Herz und Kreislauf?	Wir lieben die Sonne: zu Recht. Sie gibt uns Kraft, Behaglichkeit, Frohsein. Aber Sonne kann auch zu viel sein. Die hautfreundliche

Seele: wohlig	Körper: leicht	Haut: straff
verstehen, was uns anstrengt und allzu oft überanstrengt, das ist die feine Balance des Seelenlebens.	Regelmäßiger Routinecheck. Das ist die Gesundheitsbalance.	Sonne ist eine Partnerin unserer Vernunft. Schöne Haut auch im Licht der Sonne – fein dosiert. Das ist die Sonnenbalance.
Wider die Einsamkeit: Der antike Philosoph des Glücks, Epikur, hat gesagt: »Die Fähigkeit, Freundschaft zu gewinnen, ist unter allem, was zu Weisheit und Glückseligkeit beitragen kann, das Bedeutendste.«	Mit Pfunden nicht wuchern: Die Leichtigkeit des Seins lässt sich am besten spüren, je weniger Gewicht auf die Gelenke drückt. Etwas weniger wiegen als das Idealgewicht. Das wäre schön. Aber: Das ist kein Diktat; auch das Wohlfühlgewicht ist absolut okay.	Viele diagnostische Verfahren in der Medizin sind hoch kompliziert und können doch nicht immer zu sicheren Ergebnissen führen. Nur bei der Hautuntersuchung genügt das Auge des erfahrenen Arztes: Das ist Vorsorge mit minimalem Aufwand bei hoher Aussagekraft.
Mit der Zuversicht der Jugend und den Einsichten des Alters: Jüngere, gleichaltrige und ältere Menschen, das ist der ideale Freundeskreis.	Jede Diät, mag sie noch so ausgeklügelt sein, schafft eine Ausnahmesituation in unserem Leben, aber sie ändert selten die Ernährungsgewohnheiten im Alltag. Und genau darauf kommt es an.	Die Haut ist ein hoch sensibles Organ, dem wir bedenkenlos jede Belastung zumuten. Das ist auch in Ordnung so. Es geht aber nur gut, wenn wir unsere Haut schützen – vor zu viel Sonne genauso wie vor anderen Umweltbelastungen.

Seele: wohlig	Körper: leicht	Haut: straff
Das Leben ist nicht nur Freude. Auch Sorgen, Ängste und manche psychischen Belastungen gehören dazu. Um das seelische Gleichgewicht halten zu können, brauchen wir ausreichend Schlaf. Und wir sollten uns Zeit lassen, zur Ruhe zu kommen. Mehr Stille und weniger Reizüberflutung bis in die letzten Sekunden des Tages.	Gewichtszunahme geht aus einem Missverhältnis von Nahrungsaufnahme und Nahrungsverbrauch hervor. Wer abnehmen will, tut deshalb gut daran, seine ganz persönliche Ernährungsbilanz aufzustellen. Mit einem Tagebuch, das zwei Spalten hat: Essen und Trinken, was und wie viel, und Verbrauch durch körperliche Anstrengung und Bewegung.	Kaum etwas ist so gut und umfangreich erforscht wie das Rauchen. Und alle Versuche, dem Rauchen etwas Gutes abzugewinnen, sind gescheitert. Rauchen stört die Mikrozirkulation und fördert den Kollagenabbau in der Lederhaut. Die Haut wird schlaff – nicht straff. Schöne Haut und Rauchen, das passt nicht zusammen.
Manchmal merken wir nicht einmal mehr, was wir vermissen – die Natur zum Beispiel. Natur wieder suchen und Natur bewusst erleben, das kann die einfachste Form der Seelenmassage sein.	Dem Körper Gutes zu tun heißt, ihm das zu geben, was er braucht – und das ist vor allem Wasser. Mindestens zwei Liter am Tag sollten es sein. Ohne Ausnahme, und zwar Wasser pur.	Zu guter Hautpflege gehört eine milde Reinigung und eine für Ihre Haut angemessene Pflegesubstanz. Bei der Hautreinigung sollte man Seife nur sehr sparsam verwenden. Gelegentlich ist Softpeeling angesagt – mechanisch oder chemisch. Welches Pflegemittel das

Seele: wohlig	Körper: leicht	Haut: straff
		richtige ist, richtet sich einzig nach dem Hautzustand, nicht nach der Tageszeit.
Musik, Kunst, Literatur – das geistige und seelische Wohlbefinden braucht Nahrung. Ein schönes Konzert, sich mal wieder in ein Buch vertiefen, eine Ausstellung besuchen – das ist Training für die Empfindsamkeit der Seele.	Schnelligkeit, Kraft, Ausdauer, Flexibilität und Koordination – das sind die sportlichen Leitbilder, die die körperliche Gesundheit stabilisieren. Gar nicht so einfach, das alles zu erfüllen? Stimmt. Aber wie so oft ist auch hier der Weg dahin entscheidend. Etwas von alldem stellt sich bei jeder sportlichen Bewegung wie von selbst ein.	Ab und zu ist eine Gesichtsmassage die reinste Erholung. Wir sollten uns das gönnen. Einfach mal die Falten loslassen. Sich verwöhnen können ist sehr hautfreundlich.
Lachen befreit. Lachen ist faltenfrei, und Lachen ist ein Ventil, Ärger loszuwerden. Vor allem, wenn man lernt, auch über die eigenen Fehler zu lachen. Es heißt, wer optimistisch sei, freue sich im	Jeder Mensch verfügt über einen vegetativen Rhythmus. Alles hat seine Zeit – der Schlaf, die Leistungsfähigkeit, das Ruhebedürfnis, der Hunger, auch die Verdauung. Der Darmgesundheit	Gegen den Anti-aging-Wahn: Jugendlichkeit erhalten, aber nicht um jeden Preis jung sein wollen. Wer das verinnerlicht, gibt der Haut die Chance, in jeder Lebensphase ihre altersgemäße

Seele: wohlig	Körper: leicht	Haut: straff
Dunkeln auch über das magere Licht einer einzelnen Kerze; der Pessimist blase sie aus. Lebensfreude braucht Optimismus.	zum Beispiel tut Pünktlichkeit gut. Leben im Gleichklang mit dem vegetativen Rhythmus – auch das ist ein Element des Wohlbefindens.	Schönheit zu entwickeln. Oder: Wer keine Falten hat, hat nicht gelebt.